迷ったら必見！

ナースキャリア

事例でわかる看護職の働き方ガイド

編　著　草柳かほる
原　　美鈴
八幡　成美

● 執筆者一覧 ●

■ 執筆・編集 ■

草柳かほる　東京女子医科大学 看護学部
原　美鈴　東京女子医科大学 看護学部
八幡　成美　法政大学 キャリアデザイン学部

■ 執筆者(50音順) ■

池田　真理　東京女子医科大学 看護学部
石田佐地子　株式会社ヘルシーカンパニー SAJICO
荻原　康子　人間総合科学大学 保健医療学部 看護学科
神　貴子　ジョンソン・エンド・ジョンソン株式会社
佐久間和幸　淑徳大学 看護栄養学部
佐藤　京子　国際医療福祉大学大学院 医療福祉学研究科
鈴木　朋子　名寄市立大学 保健福祉学部 看護学科
中野　理佳　佐賀大学医学部 看護学科
西川　瑞希　上智大学 総合人間科学部
平間　佳明　株式会社どこでも ／ 診エテック株式会社
松浦　志野　順天堂大学 医療看護学部
宮子あずさ　東京女子医科大学大学院
森　俊昭　岐阜コミュニティ創造大学大垣キャンパス(市民大学)
保田　江美　東京大学大学院 学際情報学府
山口　紀子　東京女子医科大学 看護学部
吉田　千鶴　帝京科学大学 医療科学部
脇坂　明　学習院大学 経済学部

表紙イラスト：西井祐子

はじめに

急性期医療から地域医療にシフトしようとしている日本では、看護職たちも働く場所や働き方を変えなければならない時代がやってきました。看護基礎教育においても、これまでの急性期医療中心でなく、すぐに在宅看護ができる看護師を育てるための教育内容の模索も始まっています。

一方で、看護系大学が急激に増加している昨今、入学してくる学生たちの志望動機は、「看護職に憧れて」ではなく、「資格を活かせる」、「安定した仕事に就ける」、「長く働くことができる」など、病院で働く看護師への思いだけではなくなっています。確かに、看護職は、生涯を通して働き続けられる仕事ですが、上述した社会の変化に対応していくには看護職としての多様な働き方を知っておくことも重要になってくるでしょう。看護職は多様な働き方ができる職業ですが、実際のところ、病院で働く看護職たち以外に、どのような場所でどのような仕事に就いているのか、何ができるのかを知る人は、看護職自身でもそれほどいないように思います。

本書は、主に、「多様な働き方をする看護職たちのキャリアストーリー」で構成されています。

Part1・Part2は、本書の大枠であるキャリアや看護を歴史的、社会的な視点からみた概要です。Part3、Part4は、執筆者自身および執筆者のまわりにいる【看護の力を活かして働いている】皆さんのキャリアをもとに、看護職の物語を紡ぎ出してもらい、その仕事への就き方や仕事内容を解説とともに紹介したものです。

Part3は、いわゆる広く知られている看護の仕事の場で働く人々を、Part4は、あまり知られていない看護職の働き方を中心に紹介しました。看護職の働く場所や働き方の多様性はもちろん、本書に登場する看護職の生き生きした様子や仕事(看護)に対する思いが強く伝わってくる内容になっています。読者の皆さんにも、看護の仕事の発展性や可能性を感じていただければと思います。

編集者　草柳 かほる・原 美鈴・八幡 成美

もくじ

Part 4

special essay

序 章

1 歴史からみた看護職のキャリア

古代から人は生老病死を繰り返し“いのち”を引き継いでいます。“いのち”に関わる場面、とくに苦痛を伴う場面ではいつもその人を世話する人がいました。それは、苦痛を取り除こうとする医学の役割であったり、看護の役割であったりしました。また、その役割は世界的にみると家族や宗教的な背景をもつ人々によって行われていたようです。日本でも家族を中心に、僧侶たちもその役目を担っていました。

その後、医学の発達とともに看護のレベルも高くなり、職業としての看護が確立してきました。19世紀半ばには、フローレンス・ナイチンゲール（1820～1910年）がクリミア戦争で傷ついた兵士たちへの看護に貢献しました。また、ナイチンゲールは、1859年に「看護覚え書き（Notes on Nursing）」を著し、副題である「What it is and what it is not」に表されているように、専門職としての看護、科学的な看護を提示し、プロとしての看護師養成にも力を尽くしました。

同じような時期にはアメリカでも看護学校が設立され、看護教育が盛んになりました。19世紀終わりには、看護教育の充実と看護の職能団体が設立されたことにより、看護は専門的な教育を受け、資格をもつ者による職業となり、経済的にも自立できる仕事として認知されてきました。

日本でも、1885年（明治18年）、有志共立東京病院看護婦教育所（現在の東京慈恵会医科大学医学部看護学科）で看護教育が始まり、日本赤十字看護婦養成所（現日本赤十字大学）や新島 襄が設立した京都看病婦学校などいくつかの看護婦養成所が設立されました。しかし、日本の本格的な近代看護への改革は、第2次世界大戦後、アメリカの連合国軍総司令官総司令部（General Headquarters：GHQ）公衆衛生局看護課長オルト少佐が中心となって行った改革に始まりました。1948年（昭和23年）、保健師助産師看護師法の公布以降は、公衆衛生、疾病構造、医療の発展などとともに看護の役割も変化してきています。今や看護教育はさらに高度化、専門化され、大学院のある大学は150校を超えています。このように、看護職はこれからの日本を支えられるプロフェッショナルとしてますます期待されているのです。

2 これからの日本の医療と看護について

団塊の世代が75歳を迎える2025年には、高齢者が人口の3割を超えると予測されており、日本の医療介護は大きな変革期を迎えています。厚生労働省は「重度な要介護状態となっても住み慣れた地域で自分らしい暮らしを人生の最後まで続けることができるよう、住まい・医療・介護・予防・生活支援が一体的に提供される地域包括ケアシステムの構築を実現」[1)]しようと、これまでのような急性期医療中心の医療から、在宅医療と介護を連携させた包括的で継続的な医療介護に舵(かじ)を切りました。健康で病気にならないように生活すること、病気になったら病気とともに生活できるようにすること、人生の最後をどこで迎えるのかなど、国民も意識を変える必要に迫られています。私たちがこれから紹介する看護職の仕事は、この変化のなかでとても重要な役割を果たしており、世の中の看護職に対する期待は大きく、また専門的であると同時にあらゆる場面に対応して看護ができる人材が必要とされています。現在、日本の正規雇用で働く女性の17人に1人は看護職です。この数字からもわかるように看護職は、これからの日本を支える重要な職業なのです。

3 看護職になるには（看護基礎教育）

近年では毎年約5万人の看護職が誕生しています。時代の流れに伴い看護基礎教育もより質の高い看護を提供できる看護職育成が求められ、看護職養成は専門学校教育から看護系大学での教育へと移行しつつあります(P117参照)。とはいえ、現行の看護基礎教育の体系はいまだ複雑で、看護師になるための方法のみでも6通りです(図)。一つめは、3年課程といわれる高等学校卒業後に、看護大学(4年)、短期大学(3年)、専門学校(3年)に進学し国家試験受験資格を取得する方法(大学の場合、看護師のみならず、選択によって、助産師、保健師のいずれかの受験資格が取得できるところが多い)。二つめは、中学卒業以上で准看護師の資格を取得後、2年課程の養成所を卒業し国家試験受験資格を取得する方法。三つめは、高等学校看護師養成課程(5年間)で取得する方法です。さらに2004年(平成16年)からは、通学しなくとも准看護師としての業務経験が10年以上(平成30年には実務経験7年以上にする方針が決定している)あれば、通信教育で看護師国家試験の受験資格を取得できるコースも開設されています。

以上のように、看護職になるためのプロセスはさまざまですが、受ける国家試験は同じです。国家資格を取得したあとは、同じ資格者として仕事をしていかなければなりません。専門職の要件については、これまでいろいろと議論されていますが、そのなかでも質の保証については重要で、看護職の場合、教育のバラツキからくるスタート時の判断力や実践力の違いがみられることは否めません。しかし、昨今の看護基礎教育は人間全体を捉えられるために、看護学はもちろんのこと、医学や薬学など医療に関連した学問以外にも、社会学、心理学、教育学など広く深いものを求められているのです。

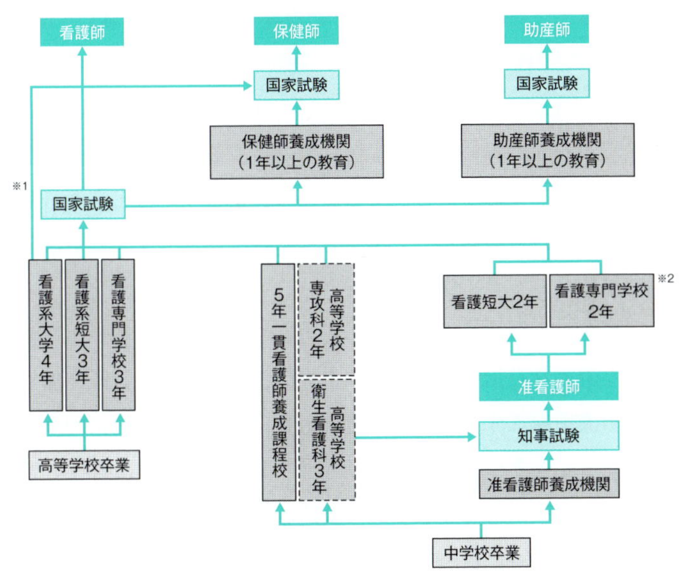

※1 助産師・保健師になるには、看護師国家試験に合格している必要がある。また、大学によっては学部にいる間に保健師、助産師の受験資格が得られる。

※2 2年課程の入学要件は、1) 3年以上の業務経験を有する准看護師、2) 高等学校を卒業している准看護師、3) 2年通信課程は10年以上(平成30年から7年以上に短縮)を有する准看護師

図　看護職になるための基礎教育体系

看護職は専門性の高い職業の一つです。看護職を目指す基礎教育の段階から「看護職は専門職業人である」と意識づけられ育てられます。ただし、就職した病院や一般社会との認識にはズレがあり、“医師の指示の元に働く人”として、いわゆる専門職とは認識されにくい現実がいまだにあります。看護の専門家として将来を見据え、質の高い看護を提供できるプロフェッショナルになるためには、どのような養成機関でどのように知識や技術を身につけ、生涯に渡り働きたいのかという自分のキャリアを考えることも必要なのです。

4 看護職になってからのキャリアの作り方（看護継続教育）

看護職としての成長のしかた

国家試験に合格した看護職の約80%はまず病院で働き始めるようです。もちろん、本書に登場するいろいろな働き方をする看護職の皆さんのように、ここ最近は多様な働き方を選択できるようになりました。若い看護職たちにインタビューをしてみると、“生涯、何らかの形で看護職として働き続けたい”という人が増えています。“専門性を高めたい”、“別の領域の看護がしたい”、“結婚して子どもを育てながら働き続けるにはどうすればいいか”など、さまざまな働き方や人生設計を思い描いています。日本では看護職の免許は一度取得すれば、生涯“看護職”として働くことができる国家資格です。たとえ一旦辞めたとしても、いつでもまた看護職として復帰できる状況があります。看護職のなかには、同じ部署・病院で長く働き続けてキャリアを積む人、さまざまな対応ができるように数年ごとに働く場所を変えて力をつける人、スペシャリストとしてより専門的な看護を目指す人などがいます。また、企業や行政で働く看護職、看護職として事業を起こす人など、看護の力を自分なりの目的に向かって活用する人も多くなってきました(詳細については、Part3以降をご参照ください)。

専門職である看護職は、看護職であり続けるため継続的に学習をする必要があります。資格取得後も、新しい知識や技術を習得し、それを実践に活かすためには一生学び続けなければならない職業でもあるのです。

現在、多くの看護職は勤務している病院の教育システムのなかで看護実践能力を養っています。いわゆる院内教育と呼ばれ、その教育の充実度で就職先を選ぶ人も増えています。日本看護協会は2015年、日本の医療の未来を見据え、看護実践能力の標準化を目指し、看護実践能力の習熟段階を示す「看護師のクリニカルラダー」[4]を新しく開発しました。看護実践能力の要素を4つの力(ニーズを捉える力、ケアする力、協働する力、意思決定を支える力)とし、それぞれを5段階のレベルに設定し、実践能力の基準を提示しています。自分の看護実践能力のレベルを適切に評価してもらえることにより、どこで働くことになってもラダーに応じた役割を担えるよう、また自分でもその能力を維持向上できることが目的です。助産師や看護教員など、ほかの看護職のラダー開発にも取り組んでいるようです。

看護職にとって継続教育とは

看護職にとって重要である看護継続教育[※1]について、具体的なものをいくつか紹介します。

日本看護協会は、看護者の倫理綱領[2]のなかで、「看護者は、常に、個人の責任として継続学習による能力の維持・開発に努める」という条文の解説で、「看護者には、科学や医療の進歩ならびに社会的価値の変化にともない多様化する人々の健康上のニーズに対応していくために、高い教養とともに高度な専門的能力が要求される。このような要求に応えるべく、計画的にたゆみなく専門職業人としての研鑽に励み、能力の維持・開発に努めることは、看護者自らの責任ならびに責務である」[2]とし、継続教育の基準 ver.2 [3]で、看護職の継続教育は、① 新人教育、②ジェネラリストを育成する教育、③スペシャリストを育成する教育、④管理者を育成する教育、⑤教育者・研究者を育成する教育の5つの範囲を明文化しました。

本書に登場する看護職たちは、いずれかの基礎教育と継続教育を受けながら、また自分自身で自己啓発を繰り返しながら看護職として歩んでいます。

[※1] ここでいう継続教育とは、看護の専門職として常に最善のケアを提供するために必要な知識、技術、態度の向上を促すための学習を支援する活動である。継続教育は、看護基礎教育での学習を基盤とし、体系的に計画された学習や個々人が自律的に積み重ねる学習、研究活動を通じた学習など、さまざまな形態をとる学習を支援するように計画されるものである。
(日本看護協会：継続教育の基準 ver 2. 活用のためのガイド、p7 より引用)

【日本看護協会「継続教育の基準 ver.2」継続教育の範囲p8 ～ 9】より抜粋

1. 新人教育

基礎教育終了直後からおおむね1年までの新人看護職を対象とする。これは基礎教育で修得した看護実践能力を基盤とし、看護の専門職としての基本的な知識・技術・態度を養い、チームの中で看護を安全に提供する実践能力を強化するための教育であり、今後のキャリアの基礎を築く上で非常に重要である。すべての新人は、この教育を受けるよう自ら参加し、自己研鑽を続けていく責務を持つ。また、組織にはその機会を保証するよう努める責任がある。

2. ジェネラリストを育成する教育

特定の分野・領域、働く場や形態にとらわれず、あらゆる対象者に対して、従事した領域で、直接、質の高い看護サービスを提供することを志向する看護職を対象とする。この教育は、その時代や社会に応じた、最善の看護を常に提供するために、看護職としての知識・技術・態度を向上させ、根拠に基づく看護を実践する能力、スペシャリストを適切に活用しうる能力、多職種と協働する能力、患者を中心としたチームでのケアをマネジメントする能力等を段階的に育成することを目的とする。すべてのジェネラリストは、この教育に自ら参加し、自己研鑽を続けていく責務を持つ。また、組織にはその機会を保証するよう努める責任がある。

3. スペシャリストを育成する教育

特定の分野・領域において、専門性の高い看護実践を提供する看護職を対象とする。これらの教育には、専門領域において卓越した看護実践能力を有し、さらに多職種との協働を促進するうえで必要な対人関係能力や管理能力、そして専門領域のケアの質を向上させるための研究能力を育成する大学院教育、専門領域において水準の高い看護実践能力を有し、ケアの質向上に向けた指導や相談の能力の育成を目的とした認定看護師教育課程などが相当する。

4. 管理者を育成する教育

多様なヘルスケアニーズを持つ個人、家族及び地域住民に対して、質の高い組織的看護サービスを志向する管理者を対象とする。この教育は、広い視野と先見性を持ち、現状の改革のために主体的に行動できる人材の育成を目的とする。また、多面的な分析による、現状の改善や改革にむけた的確な問題解決能力と、組織目標の達成にむけた有効な行動を推進する柔軟な対応能力の育成を目的とする。すなわち、対象者が、それぞれの立場・役割において、目標達成のために人的、物質的、財政的資源および情報を、効率的かつ最大限に活用できるような能力を育成する。本会の認定看護管理者教育課程や大学院における看護管理学専攻等がこれに相当する。

5. 教育者・研究者を育成する教育

本基準における継続教育の教育者とは、施設内において、継続教育の責任を担う者、部門や部署の教育を担う教育の担当者、新人看護職員研修における研修責任者・教育担当者・実地指導者、看護学生を指導する実習指導者などを指す。また、都道府県看護協会等において継続教育の計画を立案・実施・評価する者、その責任を担う者を指す。この教育は、看護の質の向上を図るため、研修計画の策定において、さまざまな意見や課題を集約し研修の結果を評価する能力や、研修運営における問題解決および新たな研修計画を策定する能力の育成を目的とする。これらの教育には、施設内外の集合研修や実務を通した職場内教育等、様々な研修が相当する。教育者には、本会をはじめ関連機関等で実施される研修への積極的な参加により、その資質を高める努力が求められる。基礎教育・大学院教育を担う看護教員には、看護実践能力と教育実践能力のほかに、看護学を体系的に明らかにし、理論および科学的根拠に基づく実践を可能とするための研究や理論開発能力を育成・向上させることを目指した教育が求められる。

以下は上記の分類とは少し異なりますが、能力開発をする場と、その方法を示しています。よく聞かれる継続教育の名称です。

1. 現任教育

新人教育やジェネラリスト教育の多くは、現場で先輩看護師から直接受けるOn the Job Training(OJT)と、現場を離れて集合研修などの講義を受けたりワークをしたりして学習を深めるOff the Job Training(Off JT)で能力開発の機会を得ています。院内(施設内)教育、院外(施設外)教育と呼ばれたりします。どちらが良いということではなく、どちらのメリットも活かして教育が施されています(Part3-1参照)。

2. 卒後教育

基礎教育課程を修了後(免許取得後)に高等教育機関(大学院)で教育を受けることを指します。以前は専門学校卒業生の大学編入や、科目履修の制度で学位を取得することも含めていましたが、現在は大学院教育のことを指します。現在、大学院も増え、学士取得者やそれと同等だと認められた看護職たちは、大学院での修士・博士課程へ進学しています(Part4-1を参照)。

3. 専門看護師制度・認定看護師制度

特定領域のスペシャリストを養成するための教育機関における教育であり、そのなかでも専門看護師教育は卒後教育でもあります(詳しくは、Part3-2、3を参照)。

上記以外でも、継続教育の枠を出て新しい世界へ飛び込むための教育を受ける人がいます。海外で免許を取得して働いたり、看護を活かして看護以外の仕事に就くための学習をする人たちです(Part4-3～5)。

看護職として働くということ

本章筆者の専門領域である看護職生涯発達学※2からみたとき、継続教育の根幹は、看護職に就こうと思ったときから始まる自己学習にあります。それは、学生時代の実習や実際の看護実践のなかで培われた知識や技術、仕事の合間や家に帰ってから読む書籍、そして自ら興味をもって参加する各種の研修だったりします。実践のなかで生まれた疑問や目の前の患者さんのために、さらに良い看護を提供したいと思う気持ち、徐々に形成される看護職としてのアイデンティティや看護に対するコミットメントが継続学習の軸になるのです。彼・彼女らは、仕事を続けながら、または一旦休んでも、その都度さまざまな教育を自分なりに選択していきます。一方では、結婚・子育て・介護など生活とのバランスを考えながら、看護職としてのキャリアをデザインしている人もいるのです(Part3-5、Part4など)。

看護職は病院で働き、そのなかでキャリアを伸ばしていくものだと思っていた人は、この本を読み終わったとき、さまざまな看護職たちがどのように自分のキャリアを歩んできたのか、そのチャレンジ精神、そして多様な職場や働き方を知ると同時に、看護職の可能性や日本を支えている看護職という意味を知

※2 看護職生涯発達学とは、看護管理学のなかで「人材育成／キャリア形成支援」に特化した領域で、「基礎教育を含めて看護師が生涯にわたり発達し続けることを支援する学問」である。

ることになるでしょう。

（草柳　かほる）

<引用文献>

1. 厚生労働省ホームページ：地域包括ケアシステム．http://www.mhlw.go.jp/stf/seisakunitsuite/bunya/hukushi_kaigo/kaigo_koureisha/chiiki-houkatsu/（2016. 12. 25 アクセス）
2. 日本看護協会（編）：看護に活かす．基準・指針・ガイドライン集 2016，p75，日本看護協会出版会，東京，2016
3. 日本看護協会ホームページ，「継続教育の基準 ver.2」活用のためのガイド．https://www.nurse.or.jp/nursing/education/keizoku/pdf/ver2-guide-2-all-0805.pdf（2016. 12. 25 アクセス）
4. 日本看護協会（編）：看護に活かす．基準・指針・ガイドライン集 2016，p345，日本看護協会出版会，東京，2016

<参考文献>

- ライダー島崎玲子ほか：看護学概論　看護追求へのアプローチ．第 3 版，医歯薬出版，東京，2013

Part 1

キャリアと職業能力

キャリアと職業能力

1 キャリア形成と職業能力

専門職としての看護職

専門職とは、熟達したサービスまたは助言を一定の費用または給料と引き換えに提供するために、専門的な長期の教育訓練を基礎とする職業であり、職務の専門性のほかに、威信性、独立性、奉仕性などにより特徴づけられ、看護職もそのような専門的職業の一つです。一般的に専門職資格が求められる職業では、専門職能団体が専門職能の維持・向上に力を入れており、自ら厳しい倫理規定を設けて、職業資格取得後にも倫理教育を含めた継続教育を義務づけています。

また、入職口では一定の見習い訓練期間を義務づけています。専門職とはいえ、仕事に求められる能力を身につけていなければ職責を果たすことができないからです。いい方を変えれば、人々は能力に応じた仕事をしているのであり、知識も経験も浅い新人には、できる仕事も限られたものにならざるを得ません。たとえ、国家資格を取得した専門職と位置づけられる看護職でも、その例外ではないのです。以下では、仕事に求められる能力を身につけるには、どうすればよいのかを考えてみましょう。

知識を身につける

専門知識を体系的に得るには、講義を受けたり、自分で本を読んだりするのが最短コースです。先人の科学的な知見は知識として専門書などの各種ライブラリーに簡潔・体系的に整理され蓄積されています。しかし、そこで得た知識は抽象化された理論や経験知であり、これを現実の世界に適用するには具体的なものへと変換(表現)させる能力が必要です。つまり、どのような場面で、誰が、何を、どうするといった5W1Hを具体化する必要があり、知識を身につけただけでは具体化できません。現実に適用する過程では技能や経験がないとできないのです。

身につけた知識(蓄積された知識)にはいろいろありますが、それをベースに外に現れるものが見識と呼ばれるものです。いろいろな知識は実践することだけを目的に身につけているのではなく、身につけた知識こそが自己の視野を広げ、その知識を直接使わなくてもそれを材料に連想、類推などを通して、次の行動を選択(表現)する際に見識として必然的に外に現れます。見識ある思考の結果により表現される選択行動が理性的な行動(理屈にあった行動)となりますが、その判断材料となる知識の量が少なければ選択の幅は狭まり、理性的な判断ができず「カッと」なってしまうなど、感情的な情動行動の比重が高まります。いうまでもなく、冷静で理性ある行動の背景には知識の蓄積があるのです。

理性に裏付けられた表現力を高めるには、自分で考えて、自分で調べる能力、分析し問題を発見する能力、つまり自己学習の能力を身につけることがポイントで、知識・理論を受験勉強のように丸暗記するだけでなく、理解して体得しなくては学んだものも未消化で終わってしまうのです。乱雑な情報を自分自身の頭のなかで、加工、整理、類型化するなどして本質を掴むことができれば、応用につなげることができます。知識は自分なりの表現に結び付いて初めて血となり肉となり、成果も現れるのです。

技能を身につける

技能とは、個人に体化したノウハウであって、現実に物を作り出したり、サービスを提供したりするだけでなく、仕事をする上での礼儀作法や人間関係をうまく維持・向上させるためのコミュニケーション・スキル、語学や挨拶、電話の取り方などの社会的なスキルも含まれます。技能とは、繰り返しの訓練によって身につけるもので、実際にできるまで練習を繰り返して身につけるため、経験から学ぶことがそのポイントです。異なる場面を数多く体験できたかどうか、質的にもより深く体験できたかが重要であり、これは時間軸とも大いに関係するため経験年数が長い人ほどいろいろなことを体験する機会が増え、経験から学んだことは多くなるわけです。失敗を繰り返さないためにも経験・歴史から学ぶ姿勢が大切で、伝統(経験、慣習)に固執するのではなく、絶えずそれを乗り越えようと改善・努力を続けることから進歩が生まれます。

社交経験の少ない若者が、面識のない大人と初めてコミュニケーションをとるのは難しいものです。新人がいきなり患者さんと対峙したときに患者さんが何を求めているのかを十分に把握することはできません。これは単にコミュニケーション・スキルが不足しているのみではなく、臨床で求められる経験から学ぶ幅広い知識が身についていないからです。コンテンツがなくては内容のあるコミュニケーションも難しいのです。

自律的人材としてのキャリア形成

専門資格は取得したとしても、一定期間は見習いとして補助的な仕事を経験しながら先輩や上司からの機会指導やOn the Job Training(OJT)によって中核的な看護職へと育っていくのです。継続的に自分で調べて、自分で考えて、自身の行動を反省しながら積み上げていくことで、実践力のある人材へと育っていきます。それには自分自身でPlan-Do-Check-Action(PDCA)サイクルを回せる習慣を身につけることが大切です。

看護職の組織内職業キャリアの階段は、さらに専門職能を高めていく経路と、より責任の重い管理職へと昇進する経路とがあります。

入社３年間ぐらいで、職場風土に馴染んでもらい、スキル教育のみではなく、価値観をも理解し合う人間教育、道徳・倫理・態度教育などの人格教育に力を入れる病院も少なくありません。職場に馴染める態度形成の基礎として、5S(整理、整頓、清潔、清掃、躾)は当然のこととして、“ほうれんそう(報告・連絡・相談)”を習慣づけることが求められます。つまり、報告・連絡・相談は、仕事の締めくくり、次のステップへの始まりの指示、命令されたことの進行状況や問題点, 結果の報告であり、この習慣が身についていないとチームワークの維持が困難となり組織的なミスやトラブルの原因ともなるからです。また、上司や先輩への報告・連絡・相談の場は上司や先輩から若手への機会指導の場でもあります。トラブルやミスの原因を探り、繰り返さないように対策をたてることを考える機会を提供しているからです。経験を積むなかで、固定的な職務にこだわるのではなく、柔軟で多様な仕事がこなせてチームをリードできるようなリーダーになれる人材が求められているのです。

困難に立ち向かい、それを克服していくなかで仕事のやりがいを感じることができるのです。人材育成とは組織が求める能力と各個人の能力とのギャップを埋めることですが、たえず変化する社会環境のなかで組織が求める能力は固定したものではありません。したがって、育成目標自体が絶えず変化しているのです。それに対応するには自らの考えで自分の職務遂行能力を高める努力を継続する人材になることです。基本は組織内で長期的なキャリア形成を図ることなのですが、組織内の順序だった階段を登ることを意味していた伝統的なキャリア形成が、近年の経済変動によって困難になってきているのも事実です。勤務先の安定性が崩れ、中年期に再度の職業選択に多くの成人が向き合う時代になってきており、それに対応するためにも、若いうちからの自律的なキャリア形成が重視されているのです。

2 キャリアの概念

キャリアとは

キャリアとは、個人が時間の経過とともに体験する一連の仕事における経験、すなわち働くことの連鎖を意味する言葉です。キャリアの語源は車両が通った後にできる轍（わだち）の意味で、ある行為の結果として残るものです。それは、専門職の職業経歴としての意味が強いものでしたが、現在では、生き方、人生にまで視野を拡げた概念として使われています。キャリア研究の歴史を紐解いてみると、Parsons [1)]が、児童労働を保護する観点から1901年にボストンで職業指導の事業に取り組んだのが最初とされています。心理特性論の立場から、職業指導・職業選択の分野に理論的な根拠を与え、これがヨーロッパにも急速に拡がっていったのです。この職業指導は“人的資源の活用”を重視する立場(キャリア・ガイダンス)と“人間としての発達”を重視する立場(キャリア・カウンセリング)とに大きく分かれ、学校教育のなかでは職業教育→職業指導→キャリア教育へと発展してきました。また、米国では1970年代頃より、若者のドロップアウト、若年失業、非行が社会問題として顕在化し、これを解決するためにキャリア研究が盛んになりました。

キャリアという言葉は、応用心理学の世界ではキャリア・カウンセリングや、生涯発達キャリア、組織行動上のキャリアとして使われてきましたが、近年では職業に代わる言葉としても使われており、中途採用をキャリア採用と呼ぶなど、その使われ方もさまざまです。昇進や上昇的な職業移動を“キャリア・アップ”と呼んでいます。また、公務員の“キャリア組”は高度な行政職の総称としても使われ、これらは仕事に関連した経験と態度の生涯に渡る連鎖としての意味で使われているのです。

1970年代頃から組織内での人材育成を進める手段としてCareer Development Program(CDP)が注目されました。多くの基幹的職業では初期キャリアとして入職後3カ月程度の座学研修を受け、正式配属になってから2～3年間は先輩や上司の指導の下で仕事をしながらの職務経験(OJT)の後、独り立ちをしてさらに職域を少しずつ拡げながら、7～10年で後輩・部下の指導ができるレベルという組織内でのキャリアルートを想定し、計画的に人材を育成するもので、組織内におけるキャリア形成を前提としていました。

したがって、従前では"最初の職業選択でその後の生活が決まる"とされ、実際にその傾向が強くみられました。長期雇用を前提とした就職活動をして、採用されたなら定年退職まで同じ組織で勤め上げることが想定されており、一つの職業あるいは会社を選択し、その後は職業生活を通して知識や技能を習得しながら組織内で経験を積むなかで職務遂行能力を高め、変化への対応力を身につけたのです。先輩の姿を見ることで自分の職業生活の将来像を描き、一つの組織内で昇進・昇格していくという"キャリア形成"を想定しやすかったのです。

流動化する労働市場とキャリア形成の変質

しかし、1990年代後半からの長期不況により、世の中は大きく変わり始めました。日本企業の多くが世界的競争のなかで、成果主義賃金の導入や雇用形態の多様化を進めて、総額人件費の抑制に力を入れることになったのです。医療機関も例外ではありませんでした。労働基準法の規制が緩和され、労働力の流動化を促す施策が強化され、契約社員、派遣、パートなど非正規雇用の拡大がみられました。企業の総額人件費の抑制・強化のなかで、非正規社員が極端に多くなった職場では、品質トラブルやサービス水準の低下、生産性の低下を招き、処遇面では正社員との格差問題が顕在化しました。長期不況から倒産、転・廃業、合併・吸収などの事業再編に伴い、キャリアの中断・変更を余儀なくされる人も増加し、この流れは病院でも例外ではなかったのです。

米国では一足先に80年代後半から急激な労働市場の変化がありました。ドロップアウトや若年失業者の増加といった問題に加え、国際競争力を失った産業の倒産などが顕著となったこともあり、キャリア研究が盛んになったともいえます。

近年の急速な社会経済的変化を受け、渡辺ら[2)]は、「一人の人間が生涯の間に7，8回は転職する時代になり、自分のキャリアは自分で責任を取る時代になっており、これが新たなキャリア・モデルの根本概念である」と強調しています。これは組織が抱え込んでのキャリア形成支援から、自助・自立を前提とした個人主導のキャリア形成支援へと変化したことを示しています。

3 人生を見通したキャリアデザイン

Donald E. Super ら[3)]は生涯キャリアの観点から“時間”と“役割”の考え方を取り込んで、“時間”の視点から捉えた“ライフ・スパン”と、“役割”の視点から捉えた“ライフ・スペース”という2つの次元を“ライフ・キャリア・レインボー”という絵で表現しました（図）[※1]。人は“ライフ・スパン”と“ライフ・スペース”という2つの次元の交点で生きており、自分の現在の位置づけを認識することで、キャリアの方向性を計画するのに役立てることができると考えたのです。ライ

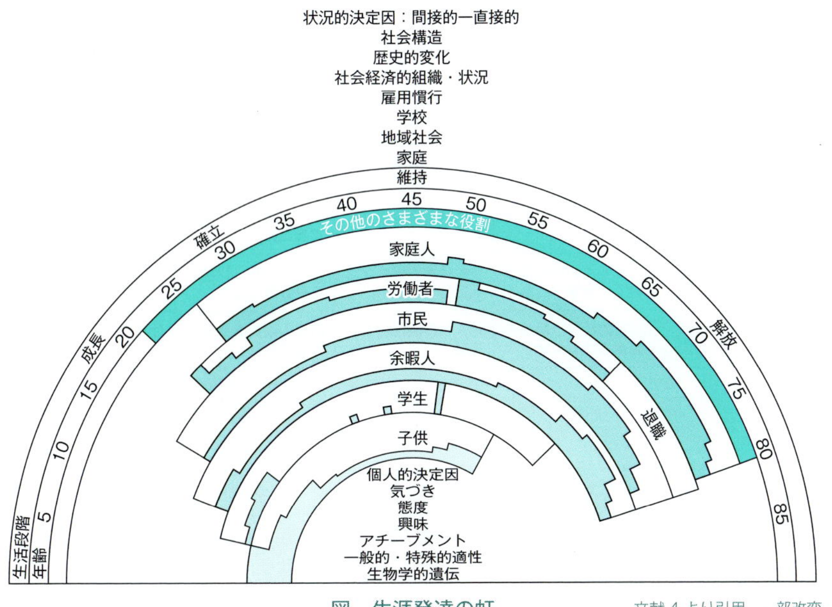

図　生涯発達の虹　　文献4より引用，一部改変

フ・スペース(役割軸)は、仕事に関するものだけでなく、個人の人生における役割を示しています。ライフ・スパン(時間軸)は、人生の発達段階を描写し、仕事とその環境や状況に適応するライフコース(人生行路)に焦点をあてています。そして、キャリアの対象が人生にまで拡がっています※2。

虹の外側に示されるバンドは、ライフ・ステージの予測可能なコースであり、成長あるいは幼年期、探索あるいは青年期、確立あるいは成人初期、維持あるいは成人中期、解放あるいは成人後期、と表されています。さらにそれぞれの発達段階の間には、歴年齢に緩やかに関連した"転機(トランジッション)"があり、その転機に再探索と再確立が含まれているのです。これは表で示すように、キャリア発達段階をライフ・ステージ(マキシ・サイクル)の中に典型的なリサイクル(ミニ・サイクル)として含むのです。ミニ・サイクルとは、マキシ・サイクルの各段階と次の段階の間にある"移行時点"での意志決定過程(空想から試行、現実へと進む)が繰り返されることです。キャリア生活が不安定になっ

表　ライフ・スパンを通じた発達的課題のサイクルとリサイクル

ライフ･ステージ(マキシ･サイクル)／リサイクル(ミニ･サイクル)	年齢			
	青年期 14～24歳 探　索	成人初期 25～44歳 確　立	成人中期 45～64歳 維　持	成人後期 65歳以上 解　放
解　放	趣味への時間を減らすこと	スポーツへの参加を減らすこと	本質的な活動へ焦点化すること	仕事の時間を減らすこと
維　持	現在の職業選択を確かめること	確実な職業地位を築くこと	競争に負けないこと	まだ楽しんでいることを続けること
確　立	選択した分野で開始すること	永久的な地位に就くこと	新たなスキルを開発すること	いつもしたいと思っていたことをすること
探　索	より多くの機会について一層学ぶこと	望む仕事の機会を得ること	仕事上の新しい問題を見分けること	良い引退場所を見つけること
成　長	現実的な自己概念を発達させること	他人との関係を学ぶこと	自らの限界を受け入れること	仕事以外の役割を開発すること

出典：Super, Savickas & Super, 1996 をもとに編集
岡田昌毅：ドナルド・スーパーより引用、一部改変[7)]

※1 米国では、これをキャリア・カウンセリングの有効なツールとして活用しています。

※2 日本には15世紀頃に描かれた「熊野観心十戒曼荼羅」と知られる絵図があり、熊野比丘尼といわれる尼僧が縁日などで「人生の山坂」として、絵解きしたことが知られています。キャリア・レインボーの原形を見るような絵図です。

たときに意志決定のミニ・サイクルを通して、新たな成長、再探索、再確立がもたらされるという考え方です。

Donald E. Superが提唱した、キャリア自己概念、ライフ・スパン/ライフ・スペースへのアプローチは、個人の人生役割および発達的状態やそのプロセスを客観的、主観的に理解することを可能にしてくれます。Donald E. Superは「個人の行動は、その人の自分自身に対する認知と自分の置かれている状況に対する認知、および個人が自分の世界を解釈する仕方によって規定される」とし、その職業に就くことは、自己概念にかなう方法で働けるような職業を選んでいると強調しています。ライフ・コースやライフ・サイクル(人生で繰り返し起こること)のなかでの転機を発達心理学では、移行または移行期と呼んでいます。生活面での転機は、就職、結婚、第1子誕生、幼稚園入園、小学校入学、引越、親の死などで、仕事面での転機は、就職、転職、転勤、海外出張、昇進、子会社への出向、自営業主としての開業などです。つまり転機とは、何かが終わり、何かが始まることであり、そこでは始まることへの順応・適応が求められるのです。特に、女性はライフ・ステージごとにさまざまな選択肢が出現し，そのたびに選択を迫られ、人生の岐路に立たされることがあります。人生の選択肢が拡がったことは、自己実現の機会が多様に与えられるようになったともいえますが、核家族化が進んだなかで職業生活を継続することは、仕事と生活の調和が一層重要な課題であるともいえます。

では、キャリアの転機は誰がデザインするのでしょうか。自分で選び取るというのも一つの形ですが、現実には人的なつながりや相互依存のなかに自分がいるのであって、人的ネットワークからのアドバイスによって選んでいるケースが圧倒的に多いのです。つまり、職業選択であるなら、重要な情報は人的ネットワークから得ることが多いのです。例えば、久しぶりに学生時代の友人に誘われて出席した研究会で、偶然に出会った友人の知り合いが採用担当で人を探しており、そのルートで紹介されて転職に成功したといったことです。

金井[4)]は「キャリアの転機でしっかりデザインしておいて、それ以外はドリフト(流れに任せる)してよい。むしろトランジッション以外は積極的にドリフトすべきである。偶然を生かすにはデザインしきらない方がよい」と強調しています。何十年にも及ぶキャリアの全体はデザインしきれないことがその理由です。

人は自分で選ぶと、ある制約された範囲内から行動プランを選んでしまうものです。例えば、面白くないと思っていた仕事を実際にやってみると、面白いところが見えてくるというのは、いろいろな仕事を長年経験するなかで誰もが感じることであり、ある程度の“成り行き任せ”が大切なのです。しかし、たった一度の人生、全てを成り行き任せにはできないのも現実です。詳細な計画とはいかなくても、大きな方向づけと夢や抱負が必要で、夢と現実とをすり合わせながら生涯に渡るキャリアをデザインしていくことが大切です。

Watts[5]は、キャリアを縦の昇進のみではなく、横へ拡がることもまた前に進むことであるとしています。これは、看護職でありながら人事部に異動になり看護職の教育研修を担当するなど、新しい職能を身につけることが想定されています。またArthurら[6]は、企業内で決められた階層を上昇していく個人のキャリア形成は、経営環境の急激な変化により、自己の職務、組織、仕事、家族、産業の壁を超えた柔軟なバウンダリレス(境界のない)・キャリアとして形成されるとしています。

看護職は専門的な職業資格を活かせるので、組織内キャリアを積み上げて、ある人生の段階でバウンダリレス・キャリアを選択することも、比較的有利に展開できる職業の一つです。

（八幡　成美）

<引用文献>

1. Parsons F：Choosing a Vocation. Houghton Mifflin Company，London，1909
2. 渡辺三枝子ほか：キャリアカウンセリング入門　人と仕事の橋渡し. ナカニシヤ出版，京都，2001
3. Super DE，et al：The Salience Inventory. Consulting Psychologists Press，California，1986
4. 金井壽宏：「キャリア支援の課題」. 第1回GCDF Japan　キャリア・デベロップメント・カンファレンス報告書，2001
5. Watts AG：“A new concept of career for a new millennium ”，National Career Development Association Global Conference, Chicago, July 1-3，1998
6. Arthur MB，et al：“The Boundaryless Career”. Oxford University Press，Oxford，1996
7. 岡田昌毅：ドナルド・スーパー：自己概念を中心としたキャリア発達. 渡辺三枝子（編著）：キャリアの心理学，ナカニシヤ出版，京都，2003

Part 2

看護職の雇用を取り巻く背景

1 看護職の雇用における将来予想

看護職の雇用における将来予測をみてみましょう。近年、技術革新が急速に進み、人間の仕事が機械に代わるといわれていますが、看護職はどうでしょうか。図1に示すように、保健師・助産師・看護師・准看護師は年々増え続け、現在では約140万人の看護職が働いています。厚生労働省の「第七次看護職員需給見通しに関する検討会報告書(平成22年)」[1)]では、「医療提供体制等を踏まえた需給見通しに基づいて看護職員の確保に努めるため、看護職員確保に資する基本的資料として概ね5年ごとに看護職員需給見通しを策定」としているものであり、それによると、「看護職員の需要見通しは、平成23年の約140万4千人から、平成27年には約150万1千人に増加するとの見込み」とし、「看護職員の供給見通しは、平成23年の約134万8千人から、平成27年には約148万6千人に増加するとの見込み」と需要が供給を上回っています。

また、社会保障の充実を図った社会保障・税一体改革の推進に向け、看護職のマンパワー増強が必要とされ、2025年には看護職員が約200万人は必要であると推計されています。そこで、効果的に看護職を確保するための対策として、

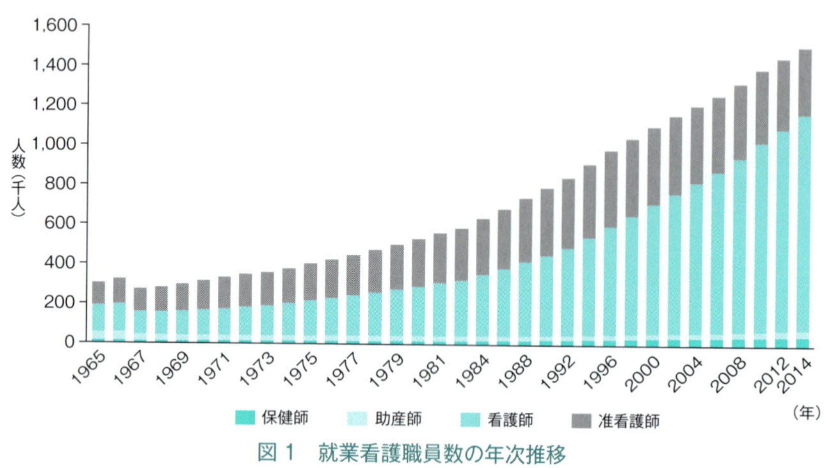

図1　就業看護職員数の年次推移

厚生労働省．衛生行政報告例(平成26年度)より引用

平成25年に成立した「持続可能な社会保障制度の確立を図るための改革の推進に関する法律」において、離職した看護職員に対する復職の支援、勤務環境の改善を通じた職員の定着支援を行う仕組みを設け、地域医療を支える看護職員などの充実を図ることとしています。今後さらなる高齢化、患者の重症化、多死社会、病院から在宅療養への流れのなかで看護職の確保が重要だとされています。

しかし、看護職の需要は、医療を取り巻く制度や診療報酬に大きく関わるところがあります。記憶に新しい2006年度の診療報酬改定では、看護職員の配置基準を引き上げる「7対1入院基本料」が新設されたことで、医療施設間で看護職の争奪戦が起こりました。この際、看護職の需要が増加しましたが、同様に看護職の需要が減少する政策がとられる可能性も考えられるのです。つまり、どのような仕事でも世の中の情勢による影響を受けるのです。看護職の雇用を取り巻く背景には、良くも悪くもさまざまな制約があります。そのなかで、どのようにキャリアを積んでいくか、どのような看護をしていきたいかを考える必要があります。

2 看護職の活躍の場

看護職が活躍する場所を考えると、入院したときや外来で病院に行ったときを思い出し、病院や診療所の看護職をイメージする人が多いかと思います。しかし実際は、多くの場所で、さまざまな看護をしています。看護職といえば白衣をイメージするかもしれませんが、白衣を着ていない看護職もたくさんいます。活躍場所の例をあげると、病院、診療所、助産所などの医療機関、老人保健施設・特別養護老人ホームなどの施設、家で療養している人のところに訪問する訪問看護ステーション、保健所や市町村などの行政機関で働いている看護職、学校や会社で働いている看護職もいます。さらには看護の知識と技術を活かし、起業する人もいます。新規事業を開拓することもできると思います。図2に示すように、若いときは病院などで活躍する人が多いのですが、看護職の経験を重ねるにつれ、活躍の場を拡げていることがわかります。

近年、新たに注目を浴びている活躍の場として、1991年の老人保険法改正

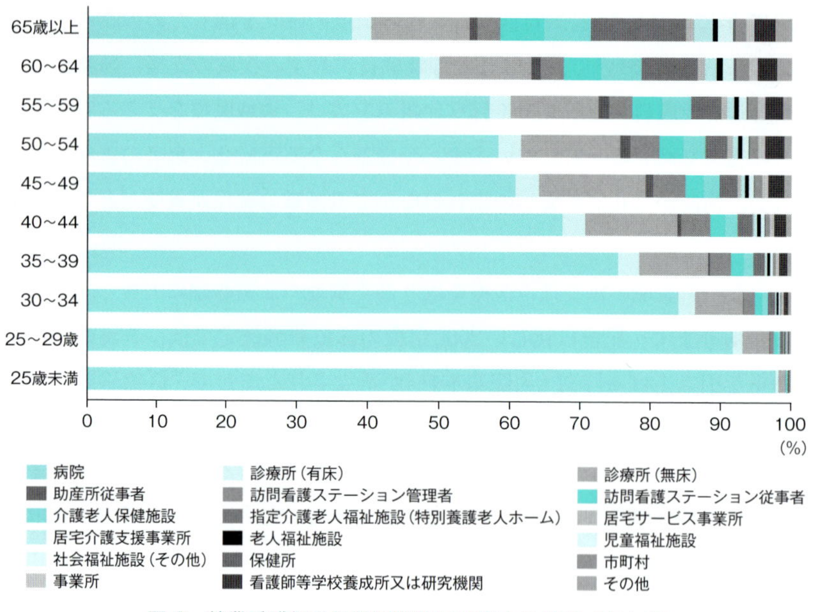

図２　就業看護師の年齢別業務に従事する場所（実人員）

厚生労働省．衛生行政報告例（平成 26 年度）より引用

により創設された訪問看護制度や、日本看護協会が看護実践の質の向上を目指して運営する資格認定制度である専門看護師、認定看護師、認定看護管理者などもあります。

厚生労働省の「新たな看護のあり方に関する検討会報告書」[2)]によると、「高齢社会の到来、疾病構造の変化、国民の意識の変化等の中で、療養中も、より高い生活の質を確保し、また、住み慣れた地域の中で療養生活を送りたいという国民のニーズは増大してきている」としています。そして、「このため、看護師等は、療養生活支援の専門家として、医師、薬剤師その他の医療関係職種・福祉関係職種との適切な役割分担と連携のもとに、その専門性と自律性を発揮し、的確な看護判断を行い、適切な看護技術を提供していくことが求められている」とあります。世の中の情勢や人々のニーズに合わせ看護の活躍の場を新たに求め、看護の力で世界に類をみない高齢化の進展に対処してみることもできます。

看護職が活躍する場はたくさんあります。看護の知識・技術をもった人が、さまざまなところで活躍することは素晴らしいことではないでしょうか。

3 看護職が看護を離れる理由

このような活躍の場がある看護職ですが、なぜ看護から離れる人がいるのでしょうか。

平成23年、厚生労働省の「看護職員就業状況等実態調査結果」[3]によると、看護職員として退職経験のある人の退職理由については、「出産・育児のため」(22.1%)が最も多く、次いで、「結婚のため」(17.7%)、「他施設への興味」(15.1%)とされています。女性の多い看護職は、出産・育児などのライフイベントによって、働き方を変えていることがわかります。ライフイベントに合わせて活躍の場を変えてみるのも一つの方法かもしれません。

4 活躍する場を探す

平成23年、厚生労働省の「看護職員就業状況等実態調査」[3]では、「調査結果を踏まえた今後の看護職員就業支援」として、「看護職員として再就職を希望する者のうち、再就職に関して不安を持つものが9割以上、再就職時の研修を希望する者は76.1%であり、再就職に向けた支援も必要」としています。

そこで都道府県のナースセンターでは、「再就業支援等の研修の実施」として具体的に、「新しい医学、看護に関する情報の提供」や「就業を希望する看護職に対して、最近の看護の知識および技術を習得させ、職場復帰を容易にするための研修の開催」を行っています。

ナースセンターは、「看護師等の人材確保の促進に関する法律」に基づき、47都道府県すべてに設置され、「看護職の無料職業紹介事業」を行っています。お住いのナースセンターであなたが活躍できる場所を探すことが可能です。

(鈴木　朋子)

<引用文献>

1. 厚生労働省：第七次看護職員需給見通しに関する検討会報告書. http://www.mhlw.go.jp/stf/houdou/2r9852000000z68f.html （2016年12月26日アクセス）

2. 厚生労働省：「新たな看護のあり方に関する検討会報告書」. 2003
3. 厚生労働省：看護職員就業状況等実態調査結果. http://www.mhlw.go.jp/stf/houdou/2r98520000017cjh.html （2016年12月26日アクセス）

<参考文献>

・日本看護協会：ナースセンターとは. https://www.nurse.or.jp/nursing/nc/gaiyo/index.html （2016. 12. 26 アクセス）
・野村陽子：看護制度と政策. 法政大学出版局, 東京, 2015
・角田由佳：看護師の働き方を経済学から読み解く. 医学書院, 東京, 2013

看護職のワーク・ライフ・バランス

私は経済学者なのですが、なぜ看護職のワーク・ライフ・バランス(WLB)に関わったかを説明しながら、看護職のWLBを進めるうえでのポイントを説明します。

WLBに先進的な企業39社が集まって開設されたワーク・ライフ・バランス塾と学習院大学経済経営研究所が、資生堂やニチレイなど有志企業9社のデータに基づいて2006年に「WLB-JUKU INDEX」を共同研究・共同開発しました。女性の働き方に関する調査を多く手がけてきたので、このときの指標作成に関わりました。

1 看護職のワーク・ライフ・バランス インデックス

「WLB-JUKU INDEX」では、企業調査と個人調査を組み合わせてデータを収集します。インプットからアウトカムへ至る段階ごとにWLBの状態を評価できるように指標を設定することによって、この一連のプロセスを評価できる点に大きな特徴があるのです。この特徴を理解したうえで、WLBを進めたいという企業に利用してもらいました。

そしてこの指標に、日本看護協会も着目しました。WLB-JUKU INDEXは、企業の自己診断用に作成されていたものなので、このままでは使用できなかったため、筆者らは看護職用にWLBの実現度を複合的に計測できるような調査票(施設調査・職員調査)に改変しました。それが看護職のWLBインデックスであり、現在でも毎年施設で利用され、2015年をみても370施設70,807名の看護職のデータが存在します。また、日本看護協会は単なるデータ収集のみではなく、各病院施設にWLB推進のためのワークショップを開催しているのです。

2008年から全国各地で行われたワークショップに参加し、いくつかの病院の現状やWLB取り組みへの議論を垣間見ることができましたので、その経験から看護職のWLBのポイントを考えてみます。

2 ワーク・ライフ・バランスのポイント

まず、WLBの必要性を個々の看護職や管理職、そして経営陣が、どれだけ真剣に捉えているかが重要なポイントになります。例えば、一部の看護職がWLBを図りやすい制度の導入や運用が必要だと思っていても、“上司や経営陣に訴えたところで関心がないだろう”と思い諦めてしまう、これが悪循環のパターンになるのです。生活との両立が難しいと思えば看護職は離職をする、経営陣は離職の穴埋めのため募集・採用に追われる、抜本的解決策を打ち出せずにまた離職者を出すという悪循環です。

この循環が、看護職のWLBが普及することで離職が減り、定着率が向上するとそこで働く看護職のモチベーションも上がり、日々の仕事に意欲をもって取り組むことができるため、患者満足度も高まるのです。そのためには、これら一連の動きを事務長や院長が認識し、さらなるWLBの推進を図ることが重要です。そのような経営陣の姿勢が看護職の病院に対する愛着心を高め、さらに日々の仕事の充実感につながるのです。

このような好循環に変わることができるとWLBが職場に定着するのですが、どこの誰が変われば悪循環から好循環に変わるのでしょうか。結論からいうと、経営トップの場合もあれば看護部長の場合もあり、またリーダーシップである師長たちの場合もあるのです。現在までの病院の歴史や職場の人間関係、強くいえば権力関係によって、風穴を空ける場所は違ってくるのです。

患者に良質な医療サービスを提供したいという思いは同じであっても、経営上の収益やコストを最優先に考えざるを得ない経営陣、家庭や地域のことに関わりながら看護職たちの勤務表を作成するだけで大変な思いをしている師長、目の前にいる患者からのクレーム処理や患者への思いやりから勤務のパターンを具体的に考えている師長など、そのときの状況によりWLBの進め方は違ってきます。WLBインデックスなどにより病院の職場の現状を構成員がしっかり把握していれば、どこが主導権をとって動き始めても、それなりにWLB推進の動きは進みます。そのためには正しい現状認識を、病院の医師も含む全ての関係者で行うことが重要なのです。医師はほかの医師の現状さえ知らないことが多く、担当科で近くにいる看護職のことさえ十分にわかっていない現状があります。また、医師や看護職以外の医療従事者についても同様であり、他職種の人の現状がわからなければ、職場の本当の課題もわからないのです。

職場の課題を“職種を超えて”把握すること、これは“チーム医療”と同じなのです。患者目線に立てば、全体としての医療サービスこそ最重要課題であることがわかるはずです。

真の課題がわかれば、案外、解決策は自ずと出てくるものです。外部のコンサルティングよりも、職場には知恵が蓄積されており、職種を超えてその知恵を出し合えば、やり方は見つかるものです。その場を委員会組織で行うのがよいのか、インフォーマルな集まりで行うのがよいのか、この判断は病院によって違い、この判断を下すことができる人が真の意味での“リーダー”なのです。構成員全体を引っ張っていくのでもなく、調整のみに徹するのでもない“リーダー”が存在すると、WLBのさらなる推進が行いやすくなるでしょう。

“やらされ感”のない話し合いの場がもたれると、あとはそれほど苦労がないようにみえます。繰り返しになりますが、WLBインデックスなどで、職場の現状を把握しておくことが前提であり、これがないとただ議論をしても空中戦に終始し、職場のいがみ合いを増すことにつながりかねません。そのようなことにならないよう、現状をしっかり把握し、地に足の着いた取り組みが望まれます。

（脇坂　明）

column ① キャリアにブランクなし

◆就業していないときもキャリアは途切れない◆

“看護職のキャリアはどこでつくられるのか？”多くの人が“現場の経験を通してつくられる”と答えるでしょう。実際、看護職は資格取得後も臨地・臨床の場で多くの経験を通し、専門職としてのスキルを磨き、自身の能力を形成していきます。結婚、育児、その他の理由で臨床現場を離れると、これらの直接的な看護実践の経験を積むことができなくなるため、この期間がブランクだと感じる人が多いのではないでしょうか。変化の速い臨床現場、一度離れると戻り難く感じることはよくあることだと思います。離れる時間が長くなるほどハードルが高くなり現場に戻り難くなり、その期間には何の経験も積んでいないと感じるかもしれません。

では、本当にこの時期のキャリアは空白なのでしょうか？　ライフキャリアという視点で捉えてみると、直接的に就業していない期間でも人は何かしら生活上の経験を積んでいると考えられます。育児や介護が理由だとすれば、試行錯誤のなかで育児や介護を実践しながら何かを学び取っているのではないでしょうか。それは体系的な知ではないかもしれません。しかし、そこで得た経験知といわれるものは、看護の現場で大いに活かせる可能性があります。なぜなら、看護の対象は社会で生活する人だからです。自分自身の経験が「人」や「社会」に対する理解を深めれば、当然対象の見え方も変わってきますし、実践する看護に反映されると考えられます。

もちろん、せっかく仕事を離れて時間があるのですから“思い切って何かを学んでみよう！”と、学校やカルチャースクールなどに通うのも一つの方法です。また、地域の活動に参加して、これまで知らなかった地域の様子を知り、思いがけず地域が抱える健康問題や地域の強みを見つけ出すかもしれません。この期間の経験や勉強のなかから学ぶことがあれば、現場復帰後の看護はきっと変わるはずです。就業していないからキャリアは途切れたと考えず、今の状況を上手に活用してキャリアを広げていってみてはいかがでしょうか。

（原　美鈴）

Part 3

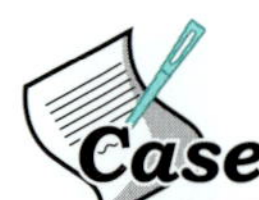
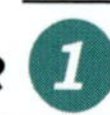

臨床現場（病院）で積むキャリア

POINT

病院は20床以上の病床を有する施設のことで、働いている看護職のうち約6割が病院で働いているといわれています。病院とひとことでいっても、その種類は多岐にわたっています。国公立、医療法人、学校法人など開設者による違いもありますし、一般病院、特定機能病院、地域医療支援病院など役割の違いもあります。国は2025年に向けて病床機能の再編を検討しており、今後は入院施設の機能分化がさらに進み、入院患者はより医療度が高くなっていくことが予測されています。

病院に所属している看護職の多くは入院病棟で勤務しており、交代勤務により24時間継続した看護を提供しています。また、数年ごとの配置転換により幅広い対象や疾患に対応できるよう、就職したあともジェネラリストとして継続学習が求められています。ここでは、森本さんの事例を通して、新人時代から現在までの道のり、患者さんとの関わり、看護師として今後どのように歩んでいきたいのかを紹介し、病院で積むキャリアについて考えていきます。

森本 美由紀さんのキャリアパス

22歳　都内の看護系大学を卒業

↓

22歳　X大学付属病院に就職　混合外科病棟に配属され、7年間勤務

↓

29歳　一般集中治療室に部署異動し、5年勤務

↓

現在 34歳　現在、救急外来にて勤務

事例

森本さんは都内の看護系大学を卒業し、実習病院であったX大学付属病院に就職しました。就職先を考えるときにいくつかの病院へ見学に行きましたが、実習でおおよその職場の雰囲気がわかっていたこと、教育体制が充実していること、先端医療を学べることから、X病院を選びました。

新人時代

就職時は急性期看護に興味があったため外科系病棟を希望し、混合外科病棟に配属されました。消化器・脳神経外科の入院患者さんが多く、ほかに整形外科や呼吸器外科など、外科系の幅広い疾患の患者さんを受け入れています。森本さんが新人の頃に印象に残っている患者さんは、80歳代で胃がんの手術を受けた方でした。手術後は痛みが強く肺炎も合併していたため、なかなか回復が進まず患者さんも家族も苛立ちを強く感じていました。時折、看護師を拒否する言動がみられたため、森本さんはどのように関わればよいのか悩んでいたそうです。しかし、受け持つ機会が増えて徐々に患者さんや家族と話ができるようになり、どのような思いで手術を受けたのか、退院後はどのような生活を送りたいのかなど、患者さんのことを理解するにつれて、同じ目標を共有しながら回復に向けて関わることができました。患者さんが無事に退院を迎えられて、家族とともに笑顔で自宅に帰られた姿をみたときはとてもうれしく思いました。“森本さんがいてくれたからここまで元気になったよ”という患者さんからの言葉に、一人の看護師として力になれたような気がしたそうです。

国家試験に合格したとはいえ、現場で求められる知識や技術はまだまだ足りませんでした。学生のときよりも就職してからのほうが勉強することが多く、1年目のときは仕事が終わったあとも調べ物をする毎日でした。指導係の先輩をはじめ、病棟の先輩たちは勉強の進め方を含めていろいろなことに親身に相談にのってくれました。また、X大学付属病院では、病棟での指導のほかに集合教育のプログラムも充実しています。シミュレーターを使ったフィジカルアセスメントの研修、吸引や経管栄養など、基本的な看護技術のトレーニング、看護過程についての研修など、1年目にどの部署でも必要となる知識や技術について、看護部が企画している研修で学ぶことができました。

病棟勤務は交代制なので夜勤があります。1年目の4〜5月は日勤のみでしたが、6月からは夜勤にも入るようになりました。徐々に回数が増えて、平均して月に4回ほど夜勤に入ります。交代勤務の生活リズムに慣れるまで寮で生活していました。仕事後に先輩や同期と食事に行って、朝までおしゃべりしたこともありますし、買い物や旅行など休日の過ごし方が充実すると気分転換になって、また仕事を頑張ろうと思えました。

2〜7年目

2年目になると、新人が入ってきて先輩の立場になりました。受け持ち患者さんの重症度や業務量は1年目よりもずっと重くなりましたが、一人でできるようになることが増えていくことは森本さんのやりがいにつながりました。

4年目になったとき、初めて実地指導者の役割を担うことになりました。自分が身につけてきた知識や技術を後輩や実習生にわかりやすく伝えることは思っていたよりも難しく感じました。また、新人さんのペースにいらいらしたり、新人さんがミスをしたときには自分も一緒に責任を感じて落ち込むこともありました。それでも、日々成長していく新人さんの姿が森本さん自身の励みになり、自分が先輩にお世話になったように、なるべく新人さんの立場になって後輩をサポートしていこうと考えました。後輩や実習生を指導することで自分自身の成長にもつながっていると感じたそうです。

6年目にはチームリーダーになりました。病棟には2チームあり、1チームは新人からベテランまで10名程度のメンバーで構成されています。あまり人前に立ってリーダーシップを発揮する機会がこれまでの人生ではなかったため、森本さんはリーダーという役割にとてもプレッシャーを感じました。最初は先輩のリーダーシップをお手本に同じような姿に近づこうと考えていましたが、自分なりのリーダーシップは何だろうと考えたときに森本さんはどのメンバーとも分け隔てなくやりとりできることが自分の強みだと思いました。そこで、今まで以上にチームメンバーと積極的にコミュニケーションをとり、チームメンバーが感じている問題点を把握し、改善策を話し合う機会を増やしました。こうしたリーダーの役割を通して、これまでの患者さんと自分との1対1

の関係だけでなく、チームで患者さんの健康問題を解決していく視点ももつようになりました。

初めの部署で7年間働くなかで、病棟の一通りの業務は自立して行えるようになりました。医療・看護チームのなかで中心的存在になり、病棟看護師のなかでは年長者になりました。慣れ親しんだ病棟を離れることに不安が大きかったものの、部署異動によって、さらに視野を拡げたいと考えて異動希望を出しました。

部署異動

異動した部署は一般集中治療室でした。それまでの混合外科病棟では７対１看護基準でしたが、集中治療室は２対１看護基準となりました。患者さんの重症度が高い分、ほぼマンツーマンで患者さんに関わることができます。集中治療室は今まで以上に幅広い診療科に対応する必要があり、状態が急変する患者さんも多く、とても緊張感の高い日々でした。直接会話をすることができない患者さんも多く、看護師は患者さんの様子を細やかに観察し、異変に一早く気づく必要があります。容体が落ち着くと、患者さんは一般病棟へ移動するため、病棟のときのように退院までじっくり関わることができません。異動をして仕事内容も人間関係も変わり、新しい環境に慣れるまで森本さんは1年くらいかかったといいます。でも、病気や治療、看護ケアについて改めて学ぶことが多く、異動によって知識や技術が深まったと実感することができました。

5年ほど集中治療室で働き、今年の春から救急外来に異動となりました。外来ということで業務内容の違いはありますが、救急搬送されてくる患者さんや家族への対応については、これまでの2部署での経験がとても役に立っていると考えています。

森本さんのコメント

1年目を振り返ってみると、うれしかったことよりも大変だったことのほうが多かったように思います。初めてのことばかりで何から勉強してよいのかわからず途方に暮れたり、ミスを繰り返して自分の不甲斐なさに落ち込むこともたくさんありました。でも、プリセプターの先輩が親身に相談にのってくれましたし、同じチームの先輩たちもサポートしてくれました。同期のメンバーとは今でも仲が良く、本当に周囲の人たちに恵まれていたなと思います。教育体制が充実していることでこの病院を選びましたが、研修プログラムの中身だけでなく、やはり職場の人間関係や居心地の良さが今も働き続けている一番の理由かなと思います。部署異動を2回経験して、いずれの部署も新たな発見があり、看護師としてのスキルが上がっていることを実感しています。新しい環境に慣れることも早くなってきました。就職して10年が経ち、学生時代の友人や病棟の同僚たちは結婚や育児、進学など、ライフスタイルが変化していきました。なんだか自分だけが取り残されたような気持ちになることもありますが、こうして臨床現場で患者さんやご家族と関わることが私は好きですし、いろいろな現場でチャレンジして自分の成長を感じると充実感を得られます。

スペシャリストとして特定の分野を絞って極めていく道もあると思いますが、幅広く患者さんに対応できるようになることが私には向いているかなと思っています。これからもいろいろな部署で経験を積んで、ジェネラリストとして成長していきたいです。

森本さんの：ある日の日勤スケジュール

8：00　出勤。申し送り
9：00　患者ケア。点滴管理・配薬
10：00　バイタルサイン測定
11：30～12：30　昼休憩
13：00　配薬
13：30　カンファレンス
14：00　検温
15：00　申し送り
16：00　記録整理
17：30　帰宅

森本さんの：ある日の夜勤スケジュール

16：00	出勤。申し送り
18：00	点滴管理・配薬・検温・処置
19：30	休憩
21：00	消灯
0：00	巡回・点滴管理・排泄介助
3：00	巡回
4：00	休憩
6：00	検温・処置
8：00	申し送り
9：00	記録整理
10：00	帰宅

解説

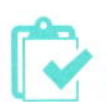

病院の種類（図1）

開設者別

森本さんはX大学付属病院で働いています。病院は開設者によって、それぞれに特徴や違いがあります。

①国：厚生労働省／独立行政法人国立病院機構／独立行政法人労働者健康福祉機構など

厚生労働省や独立行政法人などが運営しており、職員は準公務員となります。地域の最先端医療を担い、大規模な病院が多いです。

②公立・社会保険関係団体：都道府県／市区町村／日本赤十字社（日赤）／済生会／国民健康保険団体連合会など

都道府県や市町村が運営している施設を公立病院といい、そこに勤める看護師は地方公務員となります。日赤や済生会、社会保険団体などが運営している施設を公的病院と呼んでいます。これらは主に地域医療を担っていますが、な

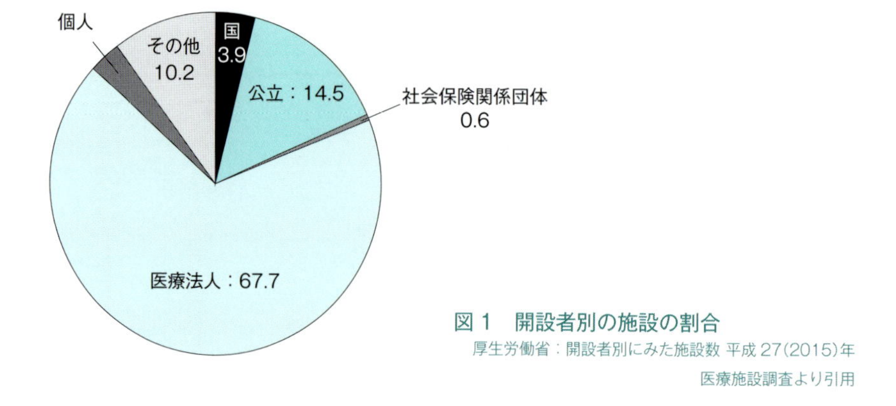

図１　開設者別の施設の割合
厚生労働省：開設者別にみた施設数 平成27(2015)年医療施設調査より引用

かには高度医療を提供する施設もあります。

③医療法人・個人・その他：学校法人／医療法人／公益法人／社会福祉法人など

開設者の理念を掲げて医療を提供しています。私立大学の付属病院、地域密着の医療を提供している医療法人、福祉施設を運営している社会福祉法人などが該当します。

機能別

X大学付属病院は特定機能病院、Y県立病院は地域医療支援病院として、それぞれの病院に求められている役割・機能があります。

①特定機能病院

厚生労働大臣による承認を受けており、高度医療の提供、医療技術の開発、高度医療に関する研修を実施する能力を備えている病院です。主要な診療科が10科以上あり、400床以上の病床数や高度な医療機器や集中治療室などが設置されています。

②地域医療支援病院

都道府県知事によって承認され、地域の病院・診療所への後方支援を行い、連携を図っています。他の医療機関からの紹介患者数が80%以上であること、200床以上の病床数、医療機器やベッドを他の医療機関と共同で利用すること、地域の医療機関従事者への研修会を開催することなどが基準です。

③その他の一般病院

上記①②以外の病院がこれにあたります。地域住民のかかりつけ医として地域密着型の医療を提供しています。

看護師配置基準

森本さんが勤めている病院では、一般病棟は7対1、集中治療室では2対1の看護師配置基準をとっています。この看護師配置基準とは患者の人数に対する看護師の人数のことで、看護が必要なところに適切な人数の看護師が配置されるよう2006年の診療報酬の改定により運用が始まりました。7対1、10対1、15対1などいくつかの看護基準があり、なかでも7対1が最も看護職の人員にゆとりがあり、休暇も取得しやすいというイメージをもたれています。しかし、ぎりぎりの人数で7対1看護基準を取得していたり、若手が多数を占めている部署であると非常に慌ただしいところもありますので、一概に看護基準だけでは職場環境を判断することはできません。

配置基準は医療機関、もしくは病棟ごとに定められており、患者にとっては看護基準が高い（患者数に対する看護師の割合が多い）ほど入院費が高くなりますが、それだけ手厚い看護を受けられることが期待できます。一方、病院側は看護職員を確保することによって、より高い看護基準を満たし、診療報酬を増やすことができるため、看護師の人材確保は病院経営においても大きな課題となっています。各病院は7対1看護基準を算定するために看護師の雇用に力を入れるようになりました。その結果、好条件の待遇を提示できる都市部の大規模病院に看護師が集まり、地方の中小規模の病院は看護師の確保に苦戦を強いられることとなりました。

こうした状況を改善するため、7対1看護基準の見直しが求められています。また、新たに5対1看護基準の設置が検討されていますが、都市部と地方での人材の偏りが拡がらないよう、5対1看護基準を申請することができる医療施設には、一定の条件を課すことも検討されています。

病院での勤務形態（図2）

病院で看護師が働く場として、主に外来部門、入院部門があります。外来

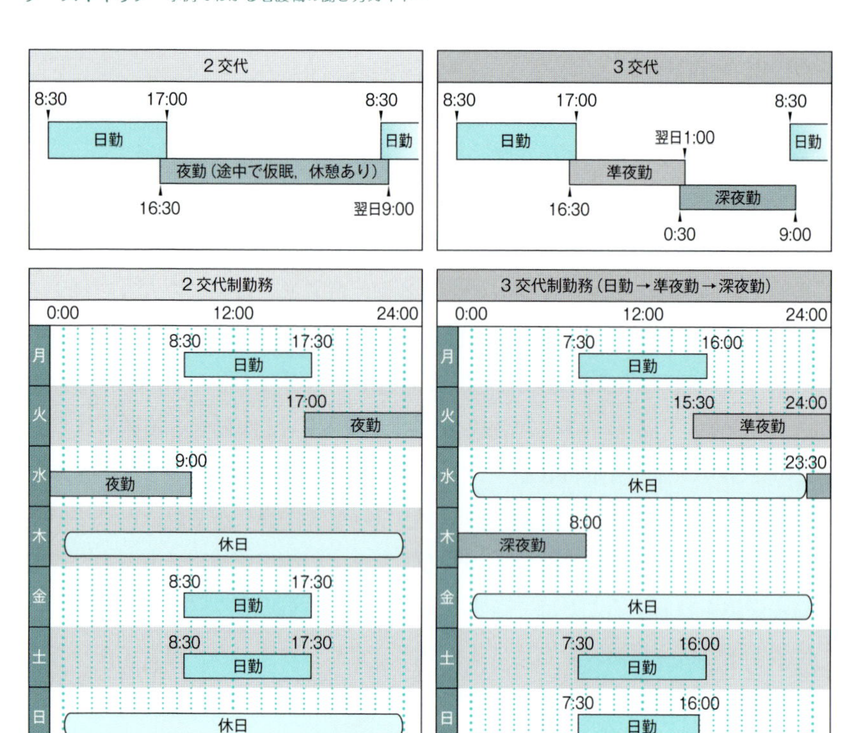

図２　勤務時間と１週間シフトの例

で働く場合はほぼ日勤のみの勤務となりますが、病棟の場合は交代勤務(主に2交代制または3交代制)となります。日勤帯に比べて夜勤帯は看護師の人数が少なく、一人当たりの受け持ち患者の数も増え、緊急時や繁忙時には非常に過密な業務となります。また、夜勤中は1～2時間の休憩時間がありますが、忙しいときは休憩時間をしっかり確保できないこともあります。夜勤に入る日は、日中に仮眠をとる必要がありますが、交代勤務に慣れていない新人看護師や夜勤の緊張感でなかなか昼間に寝付けないと話す看護師もいます。

病院によって交代勤務の体制はさまざまです。入院患者さんへ継続的な看護を提供するためにも交代勤務は必要ですが、夜勤があることは看護師の仕事の大きな特徴であり、心身の負担感につながる一つの理由でもあります。人は本来、昼間に活動し、夜は眠る動物です。夜勤によって睡眠リズムが乱れることは身体面・心理面のストレスになりうることはもちろん、仕事上のミスを招く一因にもなり得ます。職員の安全や健康が守られてこそ、医療安全も可能となると考えられ、看護師の夜勤は労働安全の視点から長年にわたって議論がなされてきました。看護師の夜勤は社会的に必要とされていますが、さまざまなリスクを考慮して過労にならないよう配慮する必要があります。すべての看護師が納得する勤務体制の構築は困難ですが、雇用側は多様な働き方を積極的に取り入れ、より良い交代勤務を検討していく必要があります。

病院で働くということは夜勤に入ることを求められる場合がほとんどです。どのような勤務体制で働くかによって自らの生活スタイルにも大きな影響を及ぼしますので、就職先を選ぶ際には十分に情報収集する必要があります。

2交代制：1回の夜勤が12～16時間となり、拘束時間の長さをデメリットにあげる人もいます。一方で、夜勤明けから次の勤務までの時間が長く、しっかり休むことができるというメリットもあげられます。

3交代制：1回の夜勤が8時間程度になります。2交代制と比べて拘束時間が短くて負担が少ないという意見もあれば、まとまった休みがとりにくく疲れがたまりやすいという意見もあります。

新人看護師へのサポート ～新人看護職員研修の努力義務化～（図3）

森本さんは就職先を選ぶ際に、教育制度が充実していることを理由の一つにあげています。実際に、病棟では実地指導者をはじめとする先輩看護師の支援があり、また看護部による集合研修の機会が提供されるなど新人看護師への支援体制が強化されています。

病院によっては以前から看護師の教育に力を入れてきた施設もありますが、近年、医療の高度化や入院期間の短縮化が進み、看護師養成機関における基礎教育と臨床現場で求められる実践能力にかい離があることがたびたび指摘されるようになりました。また、こうした状況が新人看護師の離職の原因にもなっていると考えられるようになりました。こうした背景により、「保健師助産師看護師法」、「看護師等の人材確保の促進に関する法律」が改正され、平成22年から新人看護職員研修の実施が努力義務化されました。看護師は免許取得後も

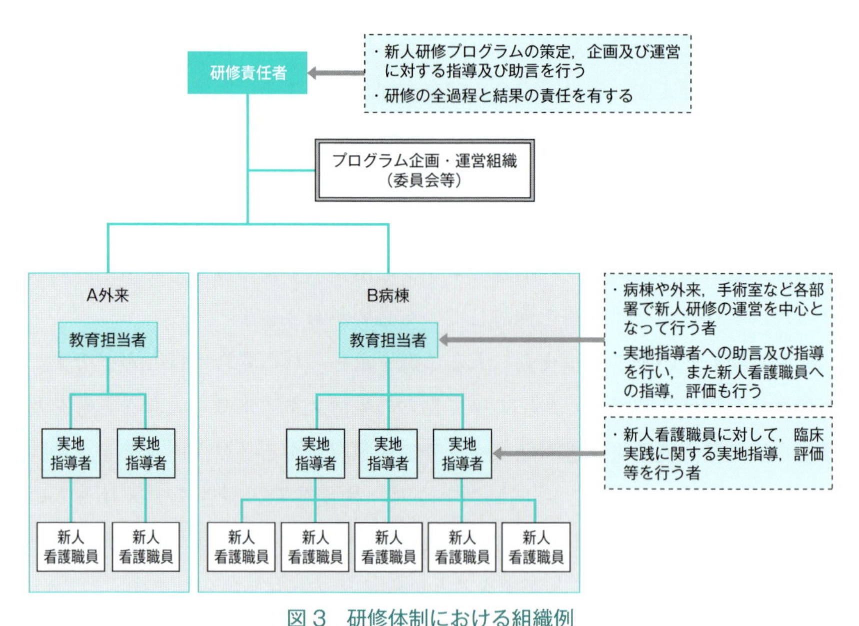

図３　研修体制における組織例
厚生労働省：新人看護職員研修ガイドライン 改訂版 平成 26 年より引用，一部改変

継続した自己研鑽が求められます。特に就職してからの数年は看護実践能力の基盤をつくるうえで大切な時期です。また、病院としても看護師の卒後教育に取り組むことは個々の能力開発を支援するだけでなく、患者に安心・安全な看護を提供するうえでも重要な取り組みといえます。

図3に示されているように、新人看護職員への教育は実地指導者（プリセプター、メンターなど）だけが担うものではありません。教育担当者を中心として、部署全体で新人教育に取り組む風土を育んでいくことが必要です。また、各施設の理念や方針に合った看護を提供できるよう、部署単位ではなく、看護部全体で育成プログラムの企画・運営や評価を行っていく必要があります。

中小規模の病院においては、自施設のみで研修プログラムを実施することが困難な場合もあるため、近隣の施設や同じ法人内で連携するなどして、研修体制の強化に努めています。

 看護師のクリニカルラダー（表）

看護師として十数年のキャリアを積み、ジェネラリストとして成長を続けている森本さんですが、看護師としての成長や発達過程には一般的にどのようなステップがあるのでしょうか。それを表したものがクリニカルラダーです。直訳すると、クリニカル（臨床・現場）のラダー（はしご）です。これは、看護師が臨床現場で必要とされる看護実践能力を段階的に表しており、各段階における到達目標や期待される能力、コンピテンシー※を示しています。各段階で求められる能力や到達目標を一つ一つクリアしていき、はしごのように次の段階へと進んでいくというイメージです。

クリニカルラダーは新人看護師からベテラン看護師まで、個々の能力開発における指標や評価ツールの一つとして活用されています。各施設ではラダーに沿って教育プログラムが企画・運営されており、段階的に学ぶことができます。こうした支援によって働きながら学び続けることができ、日々進歩する医療・看護に関する知識や技術、組織人としての自覚や役割遂行能力を身につけることが可能となります。

クリニカルラダーは、これまで各施設において独自に開発されてきたため、具体的な内容や到達目標は施設ごとに異なるものでした。積極的にラダーの開発が進んでいる施設がある一方で、中小規模の病院ではこうした系統的な教育体制を自施設のみで展開していくことは、設備やマンパワーの面からも難しさがあり、さらなる整備が求められている状況です。また今後は、地域・在宅など看護師が働く場もさらに多様化していくことが予測されています。こうした状況を踏まえて、今後はどのような現場であっても、看護師が継続的に看護実践能力を自己研鑽していけるよう施設を超えた共通のラダーを構築する必要性が増してきました。平成28年、日本看護協会はあらゆる看護の現場で共通して活用できるよう「看護師のクリニカルラダー（日本看護協会版）」を開発しました。今後はこのラダーを自己研鑽や、現場での人材育成や人材管理に役立てら

※ コンピテンシー（competency）：仕事上の役割や機能をうまくこなすために、個人に必要とされる、測定可能な知識、技術、能力、行動、およびその他の特性のパターン

表　看護師のクリニカルラダー

看護の核となる実践能力：看護師が論理的な思考と正確な看護技術を基盤に、ケアの受け手のニーズに応じた看護を臨地で実践する能力

	ニーズをとらえる力	ケアする力	協働する力	意思決定を支える力
レベルごとの定義	レベルごとの目標 行動目標			
Ⅰ 基本的な看護手順に従い必要に応じ助言を得て看護を実践する	助言を得てケアの受け手や状況(場)のニーズをとらえる	助言を得ながら、安全な看護を実践する	関係者と情報共有ができる	ケアの受け手や周囲の人々の意向を知る
	■助言を受けながらケアの受け手に必要な身体的、精神的、社会的、スピリチュアルな側面から必要な情報収集ができる　■ケアの受け手の状況から緊急度をとらえることができる	■指導を受けながら看護手順に沿ったケアが実施できる■指導を受けながら、ケアの受け手に基本的援助ができる■看護手順やガイドラインに沿って、基本的看護技術を用いて看護援助ができる	■助言を受けながらケアの受け手を看護していくために必要な情報が何かを考え、その情報を関係者と共有することができる■助言を受けながらチームの一員としての役割を理解できる■助言を受けながらケアに必要と判断した情報を関係者から収集することができる■ケアの受け手を取り巻く関係者の多様な価値観を理解できる■連絡・報告・相談ができる	■助言を受けながらケアの受け手や周囲の人々の思いや考え、希望を知ることができる
Ⅱ 標準的な看護計画に基づき自立して看護を実践する	ケアの受け手や状況（場）のニーズを自らとらえる	ケアの受け手や状況（場）に応じた看護を実践する	看護の展開に必要な関係者を特定し、情報交換ができる	ケアの受け手や周囲の人々の意向を看護に活かすことができる
	■自立してケアの受け手に必要な身体的、精神的、社会的、スピリチュアルな側面から必要な情報収集ができる■得られた情報をもとに、ケアの受け手の全体像としての課題をとらえることができる	■ケアの受け手の個別性を考慮しつつ標準的な看護計画に基づきケアを実践できる■ケアの受け手に対してケアを実践する際に必要な情報を得ることができる■ケアの受け手の状況に応じた援助ができる	■ケアの受け手を取り巻く関係者の立場や役割の違いを理解したうえで、それぞれと積極的に情報交換ができる■関係者と密にコミュニケーションを取ることができる■看護の展開に必要な関係者を特定できる■看護の方向性や関係者の状況を把握し、情報交換できる	■ケアの受け手や周囲の人々の思いや考え、希望を意図的に確認することができる■確認した思いや考え、希望をケアに関連づけることができる
Ⅲ ケアの受け手に合う個別的な看護を実践する	ケアの受け手や状況（場）の特性をふまえたニーズをとらえる	ケアの受け手や状況（場）の特性をふまえた看護を実践する	ケアの受け手やその関係者、多職種と連携ができる	ケアの受け手や周囲の人々に意思決定に必要な情報提供や場の設定ができる

	■ケアの受け手に必要な身体的、精神的、社会的、スピリチュアルな側面から個別性を踏まえ必要な情報収集ができる■得られた情報から優先度の高いニーズをとらえることができる	■ケアの受け手の個別性に合わせて、適切なケアを実践できる■ケアの受け手の顕在的・潜在的ニーズを察知しケアの方法に工夫ができる■ケアの受け手の個別性をとらえ、看護実践に反映ができる	■ケアの受け手の個別的なニーズに対応するために、その関係者と協力し合いながら多職種連携を進めていくことができる■ケアの受け手とケアについて意見交換できる■積極的に多職種に働きかけ、協力を求めることができる	■ケアの受け手や周囲の人々の意思決定に必要な情報を提供できる■ケアの受け手や周囲の人々の意向の違いが理解できる■ケアの受け手や周囲の人々の意向の違いを多職種に代弁できる
Ⅳ 幅広い視野で予測的判断をもち看護を実践する	ケアの受け手や状況（場）を統合しニーズをとらえる	様々な技術を選択・応用し看護を実践する	ケアの受け手を取り巻く多職種の力を調整し連携できる	ケアの受け手や周囲の人々の意思決定に伴うゆらぎを共有でき、選択を尊重できる
	■予測的な状況判断のもと身体的、精神的、社会的、スピリチュアルな側面から必要な情報収集ができる■意図的に収集した情報を統合し、ニーズをとらえることができる	■ケアの受け手の顕在的・潜在的なニーズに応えるため、幅広い選択肢の中から適切なケアを実践できる■幅広い視野でケアの受け手をとらえ、起こりうる課題や問題に対して予測的および予防的に看護実践ができる	■ケアの受け手がおかれている状況（場）を広くとらえ、結果を予測しながら多職種連携の必要性を見極め、主体的に多職種と協力し合うことができる■多職種間の連携が機能するように調整できる■多職種の活力を維持・向上させる関わりができる	■ケアの受け手や周囲の人々の意思決定プロセスに看護職の立場で参加し、適切な看護ケアを実践できる
Ⅴ より複雑な状況において、ケアの受け手にとっての最適な手を選択しQOLを高めるための看護を実践する	ケアの受け手や状況（場）の関連や意味をふまえニーズをとらえる	最新の知見を取り入れた創造的な看護を実践する	ケアの受け手の複雑なニーズに対応できるように、多職種の力を引き出し連携に活かす	複雑な意思決定プロセスにおいて、多職種も含めた調整的役割を担うことができる
	■複雑な状況を把握し、ケアの受け手を取り巻く多様な状況やニーズの情報収集ができる■ケアの受け手や周囲の人々の価値観に応じた判断ができる	■ケアの受け手の複雑なニーズに対応するためあらゆる知見（看護および看護以外の分野）を動員し、ケアを実践・評価・追求できる■複雑な問題をアセスメントし、最適な看護を選択できる	■複雑な状況（場）の中で見えにくくなっているケアの受け手のニーズに適切に対応するために、自律的な判断のもと関係者に積極的に働きかけることができる■多職種連携が十分に機能するよう、その調整的役割を担うことができる■関係者、多職種間の中心的役割を担うことができる■目標に向かって多職種の活力を引き出すことができる	■適切な資源を積極的に活用し、ケアの受け手や周囲の人々の意思決定プロセスを支援できる■法的および文化的配慮など多方面からケアの受け手や周囲の人々を擁護した意思決定プロセスを支援できる

日本看護協会：看護師のクリニカルラダー活用のための手引き．2016年より引用

れていくと同時に、地域や在宅における教育にも活用されることが期待されています。

事例の森本さんが新人看護師のときは、レベルⅠ「指導を受けながら看護手順に沿ったケアを実施できる」「連絡・報告・相談ができる」といったことが実践能力として求められていました。ここから少しずつ成長していくにつれてレベルが上がり、3～5年ほどで実地指導者、5～10年ほどで教育担当者やチームリーダーなどの役割も担えるようにステップアップしていったことがわかります。病棟でのさまざまな役割や部署異動を通して「個別性に合わせて適切なケアを実践できる」ようになり、「積極的に他職種に働きかけ、協力を求めることができる」といったレベルⅢに到達していると考えられます。今後はさらなるステップアップを目指して自己研鑽していくとともに、ジェネラリストとして幅広い現場で活躍できるよう学習していくことが期待されています。

まとめ

多くの看護師にとって、病院は初期キャリアを歩む場所といえます。看護養成機関を卒業して、看護師免許を取得後に初めて働く現場が病院であり、そこで看護師としての土台をどのように築いていくかによって、その後のキャリアに大きな影響をもたらします。最初の就職先を選択する際には、その病院がどのような役割のもとで医療や看護を提供しているのか、勤務体制をはじめとする労働条件の確認、教育体制やキャリア開発への取り組みなど、幅広い視点で情報収集し選択していく必要があります。

（西川　瑞希）

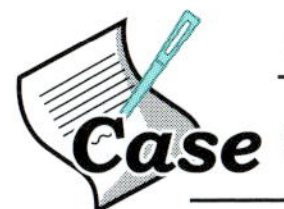

専門看護師・認定看護師

POINT

現在日本では、多くの専門看護師と認定看護師が看護の質を向上させるために活動しています。これは日本看護協会が認定する資格であり、どちらも同じような資格だと思われがちですが、その役割や教育機関は大きく異なります。専門看護師や認定看護師でなくても、専門分野を持って働くことができる時代になってきましたが、“看護”を深められる資格としては根強い人気があります。

専門看護師と認定看護師のキャリアパス

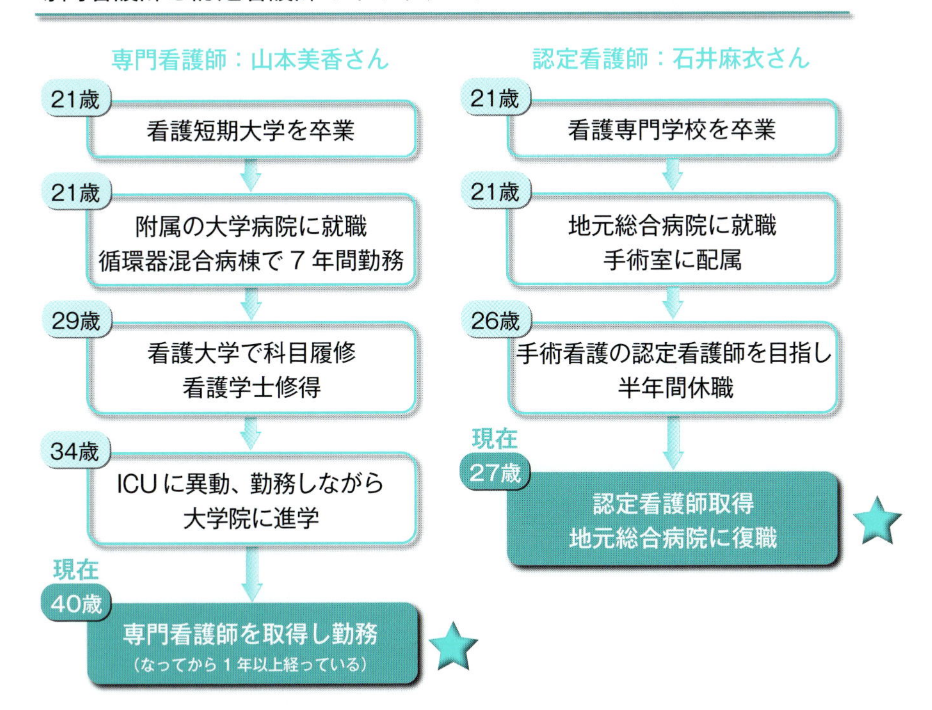

事例① 専門看護師

山本さんは都内の看護短期大学を卒業後、そのまま附属の大学病院に就職しました。初任配置部署は循環器外科と循環器内科の混合病棟で、都内の大学病院ということもあり、多くの重症な慢性心不全の患者を看護していました。働き始めて数年した頃、病院の看護記録の記載方法が問題志向型診療録(Problem Oriented Nurisng Record：PONR)に変わり、看護サマリーなど、患者に行った看護について記載する機会が増えました。すると上司から、“あなたの記録だと何をしたのかが伝わらない”といわれ、もっと自分の考えを言語化したいという思いから、働きながら看護大学で科目を履修し看護学士を修得しました。その後、ICUに異動となり勤務を続けるなかで医師とともに学会で発表をする機会がありました。同期入職の医師がプレゼンテーション資料などを作成し、研究成果をまとめていくのを見て、自分も看護の研究に取り組み、自分が行う看護を言葉にしたいと思うようになり、大学院に進学して専門看護師になろうと決心しました。

働きながら大学院に通うのはとても大変でした。夜勤明けで病院実習に行き、実習を終えてからそのまま夜勤をすることもありました。しかし、自分が臨床で働くなかで知っていたことを大学院で学問として学び、それがそのまま実習で実践につながることが実感でき、大変ななかにも楽しさを多く感じていました。

急性・重症患者看護専門看護師になってから、その活動はICUの部署内にとどまらず、他部署、院内全体、地域へと拡がりました。突然命の危険にさらされ、身体的にも精神的にも危機的状況にある患者の集中的なケアだけでなく、家族のストレス、不安に焦点を当てた看護も行っています。また、急性期看護のスペシャリスト、倫理的な問題の調整役として、医師と患者家族をつなげる役割も担っているのです。

山本さんのコメント

専門看護師になってからは、大学院で学んだ“看護を言葉にすること”を大切にしています。私は、急性・重症患者看護専門看護師ですが、患者さんにとっては重症化してしまう前の予防的なアプローチが何より大切だと思っています。看護職だけでなく、医師、薬剤師、リハビリ、ソーシャルワーカーまで巻き込みながら、患者さんやその家族にとって少しでも身体的、精神的な安定をもたらせるように心がけています。

山本さん：ある日のスケジュール

8：30　出勤　申し送り

9：00　患者ケア

11：00　NST※院内ラウンド

12：00～13：00　休憩

13：00　重症患者・新患カンファレンス

16：30　呼吸ケアチーム院内ラウンド

17：30　帰宅

※ NST（Nutrition Support Team）：医療機関で患者の栄養サポートを実施する多職種チーム

事例② 認定看護師

石井さんは看護学校を卒業後、地元の総合病院の手術室で働いていました。看護学校で手術室の看護を学ぶ時間はほとんどないこともあり、先輩からいろいろなことを教えてもらいながら毎日楽しく働いていました。就職して5年ほど経つと後輩も増え、先輩が自分に教えてくれたように後輩の指導を行っていました。重症な患者の手術を担当するようになり、指導をする機会が増えるにつれて“私がやっていることは本当に正しいのか”と思うようになりました。さまざまな勉強会や学会に参加しましたが、“もっと根拠をもった看護ができるようになりたい、自分で勉強したことが正しいのかを知りたい”という気持ちが強くなり、手術看護の認定看護師を目指しました。石井さんは半年間仕事を休み、都内で一人暮らしをしながら勉強することになったため、不安な気持ちも大きかったのですが、同じ目標をもつ同級生と一緒に勉強をする時間は、仕事をしているときとはまた違った充実感がありました。

現在は手術看護認定看護師として、患者さんが少しでも安心して手術を受けられるように、術前外来の立ち上げを計画しています。そこでは、術前の患者さんとの関わりを深めるだけでなく、病棟、外来、ICUなどとの継続看護がスムーズに行われるようなシステムにしたいと考えています。

石井さんのコメント

私は半年間の学校生活を終え、認定看護師の本試験に合格しました。もともと働いていた総合病院に復帰し、勉強会を開いて学校で学んだことを同僚に伝えたり、病棟看護師から手術を受ける患者について相談を受けたりするのみではなく、自ら手術を受ける患者を受け持ち、看護実践をするようにしています。認定看護師の教育課程では、学ぶことの楽しさを知りました。

学校で一緒に学んだ同級生たちが全国にいるのも心強いです。他施設とのネットワークを活かしながら、“患者さんのために私たちができる看護って何だろう”と考えながら、日々奮闘しています。

石井さん：ある日のスケジュール

- 8：00　出勤　申し送り
- 8：30　受け持ち手術の看護
- 12：00～13：00　休憩
- 14：00　認定看護師による術前外来
- 16：00　手術への不安が強い患者に対し、病棟から相談依頼があり、術前訪問を実施
- 17：00　帰宅

解説

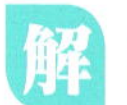

専門看護師と認定看護師の誕生

専門看護師と認定看護師はどちらも日本看護協会が認定する資格です。2016年9月現在、専門看護師は1,678人、認定看護師は17,443人が日本各地の医療

機関で活動しています[1, 2]。

厚生労働省の統計によると、2014年(平成26年)の就業看護師数(就業している看護師の数。助産師、保健師は除く)は約108万人[3]と、働く看護師の約100人に1人が専門看護師資格、あるいは認定看護師資格をもって働いているといえます。また、活動の場所は病院に限らず、診療所、訪問看護ステーションなどとさまざまですが、主に都市部の大病院で多くの専門看護師や認定看護師が活動しており、地域や施設によってはまだまだその存在が珍しいこともあります。

専門看護師は1996年(平成8年)に、認定看護師は1997年(平成9年)に誕生しました。1980年代になると医療は複雑かつ高度化し、その医療の一端を担う専門的なスペシャリストとしての看護師が求められていたという社会的な背景から、日本看護協会は1994年(平成6年)に専門看護師制度を制定しました。しかし、専門看護師を要請する看護系大学院／修士課程の数は十分でなく、なかなか専門看護師数を確保することができませんでした。そこで、実践経験が豊かで専門的な知識や技術をもつ看護師に対して短期間の教育を行い、資格を認定する認定看護師制度が発足しました[4]。専門看護師や認定看護師制度の背景を考えると、どちらもスペシャリストとして臨床の看護の質を向上させることが求められていることがわかります。現在活動している専門看護師や認定看護師たちは、それぞれの領域で医師や周囲の看護師たちのみでなく、薬剤師、ソーシャルワーカーなど、患者を取り巻くさまざまな医療者を巻き込みながら患者にとって最善の看護が行われるように活動しています。

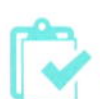 専門看護師・認定看護師になる

専門看護師

専門看護師と認定看護師は同じように扱われることが多いのですが、その役割や養成機関は大きく異なります。日本看護協会によると専門看護師は、実践、相談、調整、倫理調整、教育、研究という役割をもち、複雑で解決困難な看護問題をもつ個人、家族および集団に対して水準の高い看護ケアを効率良く提供するため特定の専門看護分野の知識・技術を深めた看護師で、卓越した看護実践能力を有するとされています[5]。

専門看護師の教育課程は看護系大学院修士課程となりますが、本来大学院進学のためには学士という大学卒業の学生に与えられる資格が必要です。しかし、看護系大学院の一部の学校では、学士資格を必要としない学校もあります。看護短期大学や看護専門学校を卒業した看護師が多くいることを考えると、看護師にとっては選択の幅が広がるといえるかもしれません。専門看護師になるためには、最短で2年間は大学院で学ぶ必要がありますが、大学院で学ぶことは専門領域の特論や演習のみではありません。看護理論や看護研究なども少人数のゼミナール形式で学ぶことになりますし、専門看護師の養成のみでなく、看護修士号や看護博士号を取るために研究をしている学生もいます。専門看護師の役割に"研究"があることからも、それらの学生とともに教育課程のなかで看護研究の手法を学び、臨床での看護研究に活かしていくことが求められているのです。専門看護師が役割としてより臨床に近い研究を行うことは、臨床の看護実践の科学的な根拠を明らかにすることであり、それはそのまま看護の質の向上につながります。

また専門看護師は、2年間の大学院のなかで専門領域に合わせたフィールドでの実習も義務付けられています。大学院の多くは日中に開講していますが、それほど授業が集中しているわけではないので働きながら学ぶ人も少なくありません。その場合、自分が働く施設との調整を行いながら、授業や実習を選択し、組み立てるということも必要になります。2年間という時間を、職場を離れて集中して学習する時間とするか、臨床の感覚を忘れないように働きながら学習するか、その人に合った学びのスタイルを選択することが大切です。

認定看護師

日本看護協会によると認定看護師は、実践、指導、相談の役割をもち、特定の看護分野において熟練した看護技術と知識を用いて水準の高い看護実践が行える看護師とされています[6)]。大学院で2年間の学修が必要な専門看護師とは異なり、認定看護師の教育課程は日本看護協会が認定した教育機関での6カ月以上の教育となります。教育機関の設置母体は、日本看護協会、都道府県看護協会、大学関連施設、病院関連施設などさまざまです。

そして6カ月の間に、共通科目、専門科目、臨地実習と、総時間615時間以上の授業を受ける必要があります。専門看護師が2年間かけて大学院で専門領域と看護研究や看護全般に関して幅広い教育を受けることと比較すると、認定看護師は短期間で専門領域に関する知識と技術を修得することが求められており、臨床現場に戻ったときにすぐその領域で質の高い看護を提供することが求められているといえます。

このように、短期間での集中した教育には認定看護師制度が制定された背景となる、短期間の教育で実践経験が豊かな専門的知識や技術をもつスペシャリストを養成したいという考えがあったことも要因の一つになっているようです。また、6カ月以上の教育課程は基本的に全日制です。そのため認定看護師を目指す看護師は、勤務している職場がその期間を出張や研修期間として認めない場合は休職したり、ときには退職したりします。

これは認定看護師のみではなく専門看護師にもいえることですが、これらの資格取得には“なりたい”という自分の気持ちのみではなく、職場の理解と協力が何よりも不可欠となります。そして、職場の理解と協力は資格取得後も大きな力となります。そのため、専門看護師や認定看護師になりたいと思ったら、まずは職場の管理者に相談してみることが大切です。

また、専門看護師も認定看護師も資格取得後は5年ごとに資格更新の審査を受けなければなりません。看護職は学び続ける職業といわれますが、更新審査を受けるためには専門看護師、認定看護師としての実績を積み、自己研鑽を続けていくことが求められます。

それぞれの活動

専門看護師も認定看護師も、看護のスペシャリストを育成するという目的で誕生したことから、特定の分野で看護を極めるという点では似ています。しかし、知識、技術、業務内容には違いがあります。

例えば、その専門領域ですが、専門看護師はがん看護と精神看護の2つの領域から始まり、現在では11分野が認定されています(図1)。一方で、認定看護師は救急看護と皮膚・排泄ケアの2分野から始まり、現在では21分野が認定されています(図2)。例えば、認定看護師では、がん関連の領域は、がん性疼痛看護、がん化学療法看護、乳がん看護、がん放射線看護、緩和ケアなど複数の領域が認定されているのに対し、専門看護師では、がん看護の一つです。そのほかにも、手術看護、透析看護、慢性心不全看護など、その専門看護分野名をみればその看護師がどのような看護のスペシャリストかをイメージできるほど具体的であり、認定看護師はより細分化された分野が認定されていると考えることができます。

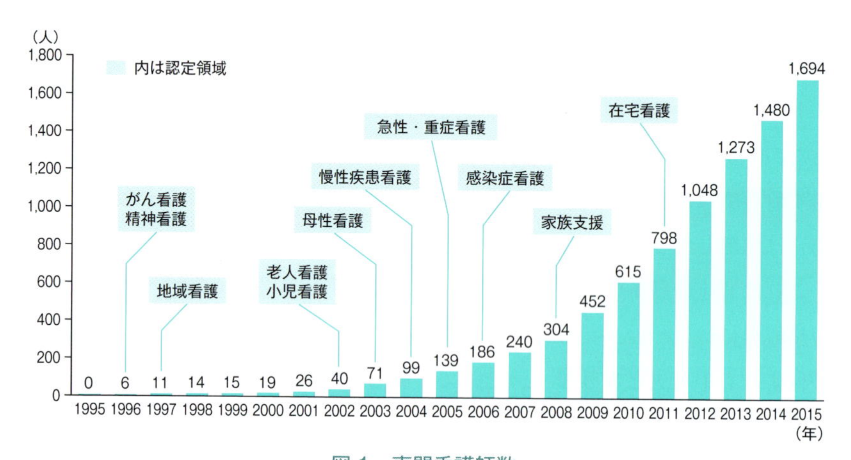

図１　専門看護師数

日本看護協会ホームページ（https://nintei.nurse.or.jp/nursing/qualification/cn）よりデータを引用して作成

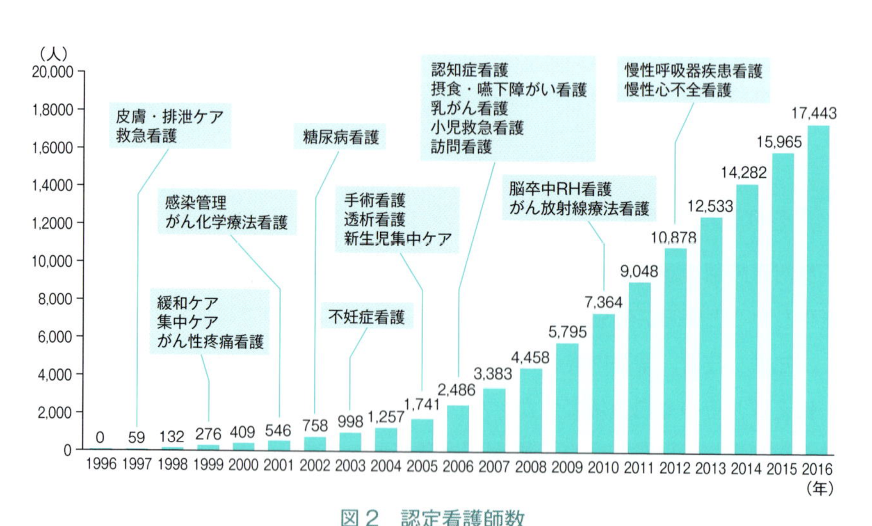

図２　認定看護師数

日本看護協会ホームページ（https://nintei.nurse.or.jp/nursing/qualification/cn）よりデータを引用して作成

専門看護師には認定看護師にはない、“倫理調整”、“調整”、“研究”という役割があります。例えば、先述のがん看護領域を例にあげると、専門看護師は“がん看護”という広い視野のなかで、患者のみではなく、患者を取り巻くさまざまな要因に目を向けて広い視野で関連する職種や部署などとの調整を行います。そのため、専門看護師の多くは組織横断型の活動をしており、自部署内にとどまらず院内や地域をも含めたコーディネートを行う看護師でもあります。

認定看護師も組織横断型の活動を行うこともありますが、専門看護師と比較するとより細分化された専門看護領域をもっています。そのため専門看護師よりも特定看護領域の看護実践のスペシャリストであり、より臨床に近い(患者に近い)ところで、熟練した看護実践を行う看護師といえます。

専門看護師と認定看護師は似て非なるものですが、患者にとって良い看護を提供するという目的は同じです。例えば、診療報酬の加算が取れる配置要件として、呼吸ケアチーム加算では集中ケア、新生児集中ケア、救急看護、小児救急看護、慢性呼吸器疾患看護の5領域の認定看護師と、急性・重症患者看護の専門看護師が研修要件に該当するとされているように、さまざまな場面で専門看護師と認定看護師は協働しています。

専門看護師がもつ看護や医療における広範囲な知識と他職種や病院全体を巻き込む調整力、認定看護師がもつ特化された専門領域における深い知識と技術、それぞれが独立して実践を行うのではなく、お互いのもつ能力を認め合い協働することで、患者にとってさらに安心できる看護を提供できるようになるのです。

スペシャリストのこれから

専門看護師・認定看護師の制度制定から20年が経過し、専門看護師と認定看護師の専門領域や登録者数も増加しました。この20年間で日本の医療は高度先進医療中心であったものが、地域医療中心へと大きく変化しています。近年の医療情勢の変化は、専門看護師や認定看護師のあり方にも少なからず影響を及ぼすと考えられています。

専門看護師はもともと高度実践看護師として育成が開始されました。医療情勢の変化に伴い2009年(平成21年)に専門看護師を育成する日本看護系大学協議会から「激変する時代において、医療の質向上をリードする高度看護実践家を育てていくことが課題であると考えた。そのためには、専門看護師が、今後、さらに幅広く看護の質の向上に貢献し、診断・治療に関わり、ケアとキュアを統合した高度な看護実践を展開していく必要がある。」という報告書[7]が提出されました。これにより、それまでは2年間で26単位を履修すればよかったものが、38単位を取得するよう義務付けられました。そのため現在の専門看護師には、26単位取得の専門看護師と38単位取得の専門看護師とが混在しているということになります。増加した単位には、フィジカルアセスメント、病態生理学、臨床薬理学が新設され、知識やアセスメント能力を強化するのみではなく、実習単位も増加されました。

また、看護系大学院では専門看護師ではなくナースプラクティショナー(NP)の育成を行う学校もあり、高度実践看護師を取り巻く状況は刻々と変化している時期であるともいえます。日本の超高齢化社会の進行、疾病構造の変化に伴い、より専門的な知識と技術を身につけ、医師とともに患者をみることのできる看護師が求められているのかもしれません。

一方で、専門看護師の養成人数を補うために誕生した認定看護師ですが、制度制定時には12校だった専門看護師を育成する看護系大学院の数は、2016年4月現在で288校にまで増加しました。定員総数を考えると、まだまだ十分な人数の専門看護師を育成できるわけではありませんが、看護師がキャリアアップを考えたときに、認定看護師以外の選択肢が増えたといえます。さらに近年では、NPや特定行為に係る看護師の研修など、新しい制度が開始されていることに加え、糖尿病療養指導士や日本褥瘡学会認定師など各医学会や看護学会で資格を認定しており、活動する看護師も増えてきました。

このように、以前と比較して資格をもつ看護師が身近に多く存在することは、資格を取るということが身近になることでもあります。そしてそれは、あえて認定看護師を選択しなくても、自分の専門性をもって働くことができる環境になりつつあるといえるのかもしれません。認定看護師になるには半年以上職場を離れることになるため、施設の管理職も認定看護師教育機関に人材を派遣することを敬遠しがちなうえ、学生が集まらないことから、認定看護師教育課程を休講する教育機関も増えています。

医学会や看護学会の認定する資格のなかには現在の医療において不可欠なものもありますが、その認定の要件や方法は一律ではありません。その点、2年あるいは半年の教育課程を終えて専門看護師や認定看護師になるということは、その人たちのもつ能力は一定の水準を満たしていることが保証できます。教育課程のなかで自分が行ってきた看護を見つめ直し“看護とは何か”を考える原点に立ち戻ることができるという点では、専門看護師や認定看護師に勝るものはないでしょう。

（山口　紀子）

＜引用文献＞

1. 日本看護協会：専門看護師登録者数，http://nintei.nurse.or.jp/General/GCCP01RP/GCCP01RP.aspx（2017. 1. 18 アクセス）
2. 日本看護協会：都道府県別認定看護師登録者数，http://nintei.nurse.or.jp/nursing/wp-content/uploads/2016/08/CNmap201607.pdf（2017. 1. 18 アクセス）
3. 厚生労働省：平成 26 年衛生行政報告例（就業医療関係者）の概況，2015，http://www.mhlw.go.jp/toukei/saikin/hw/eisei/14/dl/gaikyo.pdf（2017. 1. 18 アクセス）
4. 日本看護協会：看護にかかわる主要な用語の解説－概念的定義・歴史的変遷・社会的文脈－．公益社団法人日本看護協会，東京，2007
5. 日本看護協会ホームページ：https://nintei.nurse.or.jp/nursing/qualification/cns（2017. 1. 18 アクセス）
6. 日本看護協会ホームページ：https://nintei.nurse.or.jp/nursing/qualification/cn（2017. 1. 18 アクセス）
7. 日本看護大学系協議会：高度実践看護師制度推進委員会 平成 23 年度事業報告書（抜粋）http://www.janpu.or.jp/wp/wp-content/uploads/2014/08/H23-APN.pdf（2017. 1. 18 アクセス）

column ② 看護師の業務拡大

◆ 特定行為に係る看護師の研修制度と看護師のアイデンティティ ◆

厚生労働省は、超高齢社会が加速する2025年を見据え、病院中心の医療から在宅医療へとシフトチェンジしようとしています。2014年には「地域における医療及び介護の総合的な確保を推進するための関係法律の整備等に関する法律」が施行され、医療・介護提供サービス体制の改革に着手したことに伴い「保健師助産師看護師法」の一部が改正されました[*1]。在宅医療をよりよい医療にするためには、現状の医療体制では患者の治療やケアのニーズにタイムリーに応えることは困難であり、それを支えるには、医師の包括的な指示に基づいた"特定行為(一定の診療の補助行為)"ができる医学的知識と技術について教育を受けた看護師が必要であると判断したからです。そして、2025年までに10万人以上の研修修了生を育成する目標を立てました(2016年9月現在の修了生は1,900人弱)。

特定行為とは、「診療の補助であり、看護師が手順書[*2]により行う場合には、実践的な理解力、思考力及び判断力並びに高度かつ専門的な知識及び技能が特に必要とされる38行為(21区分)」です。「特定行為を手順書により行う看護師は、指定研修機関において、当該特定行為の特定行為区分にかかる特定行為研修を受けなければならない」とし、2015年10月から「特定行為に係る看護師の研修制度」が始まりました。2016年8月現在、28施設が指定研修機関(大学院7、大学・短大4、大学病院4、病院10、団体3)になっています。教育内容は、共通科目(315時間以上)と区分別科目(15～72時間以上)があり、講義・演習・実習から構成されています。もちろん筆記試験や実習での評価で合格しなければなりません。区分別科目は研修機関により内容が異なります。詳しくは厚生労働省のホームページに掲載されていますが、修了後は研修機関の修了証が交付されます。大学院教育のほとんどは、21区分38行為の指定研修機関になっており、診療看護師(ナースプラクティショナー：NP)教育も兼ねたコース[*3]をもっている大学もあります。

これらの看護師を育成する教育機関は、研修を受けた看護師を医療行為ができるミニドクターではなく、看護の視点を大事にした“看護師”としてのアイデンティティで、その役割を果たせる人材を育成することを重要視しています。しかし、修了した看護師の処遇についてが不明確であり、現在はこれが大きな課題となっています。また、この制度に関してはさまざまな見解もありますが、すでに制度として動き出している今、2025年になったときに患者も看護師も安心できる医療システムが構築されていることを願います。

*[1] 2015年（平成27年）3月に保健師助産師看護師法第37条の2に規定する特定行為及び特定行為研修に関する省令が公布され、同年10月から施行されました。看護師の業務に関する改正はこれが初めてのことでした。

*[2] 手順書とは、医師又は歯科医師が看護師に診療の補助を行わせるためにその指示として厚生労働省令で定めるところにより作成する文書又は電磁的記録（…略…）であって、看護師に診療の補助を行わせる患者の病状の範囲及び診療の補助の内容その他の厚生労働省令で定める事項が定められているものをいう（保助看法第37条の2より）。

*[3] わが国では、日本NP教育大学院協議会が「診療看護師（NP）とは、本協議会が認めるNP教育課程を修了し、本協議会が実施するNP資格認定試験に合格した者で、保健師助産師看護師法が定める特定行為を実施することができる看護師」と定義づけている。

（草柳かほる）

＜参考文献＞

・一般社団法人日本NP教育大学院協議会Hp：概要．http://www.jonpf.jp/gaiyou.html（2016. 9. 20 アクセス）

・洪 愛子ほか：特集1チーム医療の中で看護の専門性を発揮するために特定行為研修をどう活用するか？．看護68(5)：32-45，2016

・厚生労働省HP：特定行為に係る看護師の研修制度．http://www.mhlw.go.jp/stf/seisakunitsuite/bunya/0000077077.html（2016. 9. 20 アクセス）

・総務省HP：電子政府の総合窓口e-Gov，保健師助産師看護師法 http://law.e-gov.go.jp/htmldata/S23/S23HO203.html（2016. 9. 20 アクセス）

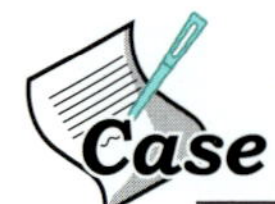

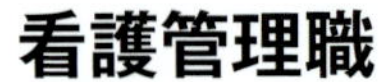

看護管理職

POINT

看護管理者とは、看護部長、看護師長、主任といった看護部門の管理監督責任者の総称です。以前は総婦長や婦長と呼ばれていましたが、2003年に看護師と名称が改められたことにより、責任者の呼称も婦から師となりました。施設によって職名は異なりますが、トップマネジャー（上級管理職）は看護部長・総看護師長・看護局長など、ミドルマネジャー（中間管理職）は看護科長・看護師長など、ロワーマネジャー（下級管理職）は看護係長・看護主任などの現場の第一線監督者であり、役割が分担されています。

天海夏子さん（仮名）のキャリアパス

- 22歳：大都市圏の医療系大学看護学部を卒業
- 29歳：大学付属病院に就職：救命救急センター、心臓外科・脳外科病棟などを経験　看護師８年目に新卒看護師・看護学生担当指導者となり後に主任に就任
- 31歳：主任時に東京都主催の認定看護管理者研修ファーストレベルを受講
- 37歳：看護師経験 16 年目で看護師長に就任
- 40歳：妊娠・出産後は外来勤務となり、その後、消化器内科病棟へ異動　認定看護管理者研修セカンドレベルを受講
- 48歳：看護師長 12 年目で副看護部長に就任
- 現在 55歳：52 歳のときに看護部長に就任、現在４年目　認定看護管理者研修サードレベル受講し翌年認定看護管理者認定を取得

事例

天海さんは大学病院の看護部長4年目です。夫と子どもの3人家族で、夫の両親と同居しています。当時、手に職をつける仕事として代表的であった看護師を目指し、大都市圏の医療系大学看護学部を卒業後、大学付属病院に就職しました。初任配置部署は救命救急センターでした。その後、心臓外科病棟、脳外科病棟、外来、消化器内科病棟を経験し、看護師長の薦めで看護師8年目のときに新卒看護師・看護学生担当指導者になりました。看護の仕事は、きつい、汚い、危険の3Kや9Kなどともいわれるほど、きれいごとでは済まされません。つらいことや理不尽なこともたくさんあり、“辞めたい”と思うこともありました。しかし、看護師として働き続けられたのは、家族、友人、職場の仲間の支えがあったからです。また、患者さんと関わるなかで天海さんのほうが元気づけられることもありました。

看護師27年目で副看護部長、その後看護部長に就任しました。天海さんの勤務する病院での役職就任条件は次の通りです。

1. 所属責任者の推薦
2. 職位に応じた課題(レポートや試験、面接)
3. 新卒看護師・看護学生担当指導者は病院長の承認、主任以上の職位は理事会の承認が必要

主任に就任すると、病棟業務のほかに看護部委員会に所属し看護部門の運営にも参加するようになります。天海さんは教育委員会に所属し、看護職のキャリアラダー研修の企画運営や院内看護研究会の企画運営を担当しました。また、看護協会主催の認定看護管理者研修ファーストレベルを受講し、約1カ月の研修のなかで他病院の主任や看護師長から多くの刺激を受け、病棟に帰ってきました。看護師16年目には看護師長に就任し、妊娠・出産後は外来勤務をしていましたが、子供が小学校に入学したことで消化器内科病棟に配置転換しました。その後セカンドレベル研修を受講しました。看護師長は病棟の責任者としての業務のほかに、看護部門の責任者業務(看護部長代理)の勤務として、夜勤が月に1～2回と休日の日勤勤務があります。

看護師長12年目で副看護部長に就任し、病棟を離れ看護部勤務となりました。看護部長の補佐業務や看護部委員会の責任者、担当部署の看護師長の支援および看護業務が円滑に遂行できるための指揮監督などを行っていました。そして、52歳のときに看護部長に就任しました。その翌年にサードレベル研修を受講し、認定看護管理者を取得しました。現在は看護職が病院内のみではなく病院外でも活躍の場を拡げられるように、地域の活動にも積極的に関わりを深めています。

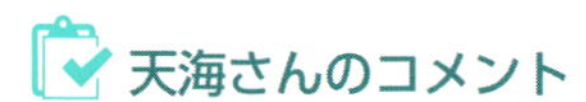

天海さんのコメント

看護部長になって一番変わったことは経営面と診療部門に関わることです。師長のときとは目線が違いますし出席する会議も違ってきます。病院全体の経営に関わる会議や診療部門のトップとの話し合いにも出席するようになり、私たち看護師に何ができるか、もっとできることはないかなどを考えるようになります。例えば、今年は診療報酬が変わったので診療報酬点数表とにらめっこして、うちの病院ならこれが取れるとか、看護師としてのみではなく、病院としてどうかを考えるようになります。

私は、看護師が病院を背負っていると思っています。看護師はいつも近くで患者さんの全体をみているので、患者さんを一番知っています。それが中心にならないとうまく動かないので、看護師も病棟のみではなく外来での看護にさらに力を注いでいきたいと思っています。そのためには、まず看護部門の組織改革、看護部の体制を見直しました。外来で患者さんが看護師を必要としているのは何かと考えています。現在は助産師外来のみですが軌道に乗ってきました。次は看護師外来を作りたいと思っています。助産師さんたちも楽しそうに仕事をしているので、看護師が活躍できる場所を拡げていきたいです。やりたいことはいっぱいあります。

この病院の目的や患者さんに合わせて必要なことをしていくことが、結果的に患者さんのためになることにつながっていくと思っています。医療業界もIT化やロボット化がますます進んでいますが、看護は人間対人間でなければできない仕事です。だからこそ働き続けているのではないでしょうか。

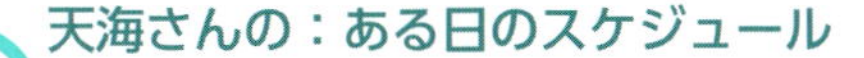

天海さんの：ある日のスケジュール

就業前：前日の退勤後からの院内の入退院情報の確認、メールチェックなど
開　始：夜勤管理者からの申し送り
日　中：副部長とのミーティング、会議、院内ラウンド
夕　方：会議、面接、面談、書類作成など

解説

看護職が継続して働ける社会において、看護師経験が長いから職位が上がるという時代ではありません。大規模病院で働く看護職は、臨床経験を積み上げながら職域を拡大・深化させた臨床看護師(ジェネラリスト)としてまず育成され、さらに看護主任→看護師長→看護部長などの看護管理職コースに進む方と、より専門性を追究するスペシャリスト・コースに進む方、さらに研究・教育・人事などの関連分野に進む方などのキャリアパスに大別できますが、看護管理者はその一つの選択肢です。とはいえ、単に看護師経験が長いだけで昇進できるわけではありません。管理能力、指導者能力を含めた職能の高い方が看護管理者に選ばれていきます。

看護管理者

看護管理者とは、日本看護協会[1]によると「看護の対象者のニーズと看護職の知識・技術が合致するよう計画し、財政的・物質的・人的資源を組織化し、目標に向けて看護職を導き、目標の達成度を評価することを役割とする者の総称をいう。その呼称は当該組織によって規定される」とされています。

日本看護協会によると看護職977,654人(61%)が全国8,493の病院で勤務しており、それぞれの施設に看護部門の責任者、そして部署や病棟の責任者が配置されています。つまり、看護管理者として8,493人のトップマネジャーと、ミドルマネジャー・ロワーマネジャーとして数名から数十名が就任しています[2]。病院の規模などにより職位の必要人員(定員)は異なります。

表　看護管理者の職務分担

役職	職務
看護部長	病院看護部組織に関する看護の統括者であり、その責任を担う。外来・病棟で実践される看護活動を総括し、与えられた条件のもとで看護部の機能が合理的且つ、効果的に働くよう、諸条件を整える役割を担う（不在時は副看護部長に権限を委譲し、報告を受ける）。
副看護部長	看護部長を直接補佐し、看護及び看護職員の現状を把握し、問題点を明確化し、その改善改革に向けての支援者であり、その中心的役割を担う。
看護師長	1看護単位を総括し、個々の患者に対する看護行為の評価、実践されている看護活動を支援し、業務計画を立て、その業務が支障なく円滑に運営されるよう、又、看護職員の勤務管理（労務・健康）と薬品管理・物品管理・機械器具使用上の調整・現任教育のアドバイザー・他部門との調整などの任務に当たり、その責任を担う（不在時は主任に権限を委譲し、報告を受ける）。
主任看護師	看護師長を補佐し看護単位に於ける日常の看護業務・患者管理の責任者として、日々スタッフの勤務計画・薬品・物品管理等の実践的立場にたった業務運営を行う。又、個々の患者の看護評価を行い、実践看護師の能力開発をするための現任教育を実施し直接指導する。看護学生の臨床指導及び評価については、指導係を支援する。

長友ら[3]の調査によるとそれぞれの役職に就任した平均年齢は婦長（原文のまま）が37.7歳、副看護部長は48.1歳、看護部長は51.2歳でした。看護職管理者は職位・役職によって職務が異なります（表）。事例ではトップマネジャーのキャリアパスをあげましたが、図1では、看護職管理者として現場責任者の代名詞でもある看護師長の職位に就き、看護師経験30年以上のキャリアを重ねた5人の看護師の1年目からの具体的キャリアルートを紹介します。

5人は看護師として30年以上の経験、看護師長として20年を超えた経験がありますが、キャリアルートはそれぞれ異なります。一般に配属先の決定は自分の希望部署に配属される場合と、人員調整の場合がありますが、役職者の配置人数は決まっているため、希望通りに配属されるとは限らないのが現状です。

昇進するタイミングと職場の配置には2種類のパターンがあります。一つはこれまで働いていた同じ部署で昇進するパターンで、Aさん・Bさん・Cさん・Dさんの看護師長の昇進がこれです。もう一つは昇進時に新しい配属先に異動するパターンで、Eさんがそうです。また、看護師長に就任してからの配属先は、就任するまでと比較して短い期間で配置転換しています。なお、異動サイクルや定年年齢、雇用条件や勤務体制などは、施設ごとに異なります。

年数	Aさん		Bさん		Cさん		Dさん		Eさん	
	役割(職位)	配置部署	役割(職位)	配置部署	役割(職位)	配置部署	役割(職位)	配置部署	役割(職位)	配置部署
1	スタッフ	脳外科病棟	スタッフ	混合病棟	スタッフ	混合内科病棟	スタッフ	外科病棟	スタッフ	混合病棟
2										
3										
4								集中治療部		
5										
6										混合外科病棟
7	指導者		指導者	眼科病棟	指導者					
8							指導者	脳外科病棟		
9									指導者	
10			主任						主任	
11		混合病棟								
12						混合病棟				
13					主任	混合内科病棟	主任	新生児集中治療室		
14		消化器内科病棟								
15			看護師長		看護師長		看護師長			
16	主任	混合病棟							看護師長	出産産休
17								眼科病棟		整形外科病棟
18										外来部門
19				循環器内科病棟				中央手術部		
20		消化器内科病棟								
21										
22	看護師長					混合病棟				
23										
24		新生児集中治療室		小児科病棟						
25						消化器外科病棟				
26								消化器内科病棟		
27										
28										
29		混合病棟				看護部				
30										眼科病棟
31										
32								看護部		
33								小児科病棟		地域連携部門
34				整形外科病棟		消化器内科病棟				
35										
36										
37										
38										

図１　看護師長のキャリアルート

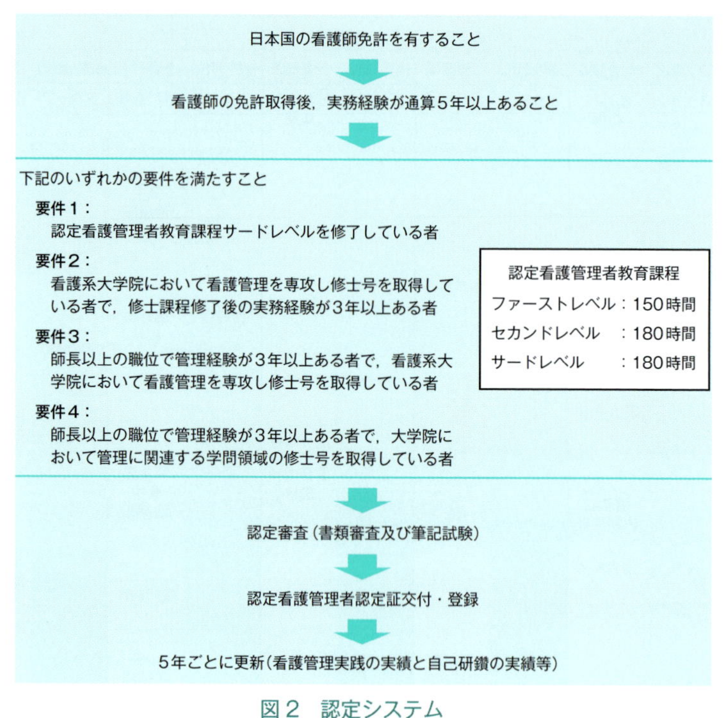

図２　認定システム

日本看護協会 HP より引用

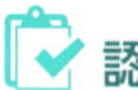

認定看護管理者[4)]

認定看護管理者制度は、多様なヘルスケアニーズをもつ個人、家族および地域住民に対して質の高い組織的看護サービスを提供することを目指し、看護管理者の資質と看護の水準の維持及び向上に寄与することにより、保健医療福祉に貢献することを目的としています。

認定看護管理者※とは日本看護協会認定看護管理者認定審査に合格し、管理者として優れた資質をもち、創造的に組織を発展させることができる能力を有すると認められた人です（図2）。

※ 認定看護管理者は現在2,874名（2017年1月27日時点）です。

まとめ

保健医療福祉サービスの提供体制の充実や地域医療連携システムの構築の取り組みが進むなかで、保健医療福祉社会のリーダーとして看護職管理者への期待はますます大きくなっています。近年では病院の副院長に看護職が就任する施設も増加していますが、一方ではその能力が問われています。看護職が発展するためには、質の高い看護職管理者の活躍が期待されています。

（佐藤　京子）

<引用文献>

1．社団法人日本看護協会：看護にかかわる主要な用語の解説―概念的定義・歴史的変遷・社会的文脈―．2007
2．日本看護協会ホームページ．https://www.nurse.or.jp/home/statistics/pdf/toukei09-2016.pdf（2017. 1. 25 アクセス）
3．長友みゆき，ほか：国公私立大学病院看護管理者のキャリア発達―ライフイベントの1990 年度調査との比較―．病院管理 42（1）：89-95，2005
4．日本看護協会ホームページ．資格認定制度　認定看護管理者：http://nintei.nurse.or.jp/nursing/qualification/cna（2017. 1. 25 アクセス）

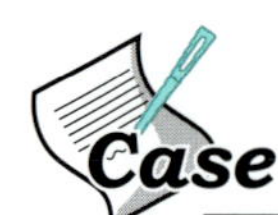

訪問看護師

POINT

訪問看護師の多くは訪問看護ステーションに所属しています。入院日数の短縮化が推進され、疾病や障がいを抱えながらも住み慣れた家で生活を営む人々が増えている現在、訪問看護の意義や役割は拡大していると言えます。緊急時の電話当番はあるものの、夜勤がない所も多く、パートタイムでの就業者も多い訪問看護は、ライフスタイルにあった働き方が可能です。近年では新卒の看護師を訪問看護師として育成するプログラムを備えた訪問看護ステーションがある一方、子育てや嫁の立場で介護者となるなどの人生経験がそのままケアの深みにつながる部分もあり、若手にもベテランにもお勧めできる働き方です。

田中啓子さん（仮名）のキャリアパス

- 22歳　首都圏のA看護大学を卒業
- 22歳　B大学付属病院に就職、外科病棟に3年間勤務
- 25歳　出身県の訪問看護ステーションに転職（常勤看護師）
- 27歳　介護支援専門員（ケアマネージャー）資格取得
- 31歳　結婚・妊娠
- 現在 33歳　**産休を終え、パートタイムの訪問看護師として職場復帰** ★

事例

田中さんは地元の高校を卒業後、首都圏の看護大学に進学し大学病院に就職しました。初任配置部署は外科病棟で、3年間の経験を積みました。病棟看護師として入院患者さんと触れ合う楽しさや、先端医療に触れるやりがいを十分に感じていましたが、“術後の患者さんが退院後に自宅でどのような生活を送るのだろうか。病状の管理が難しく、再入院してくる患者さんにどのような看護を行えば自宅での生活が安定するのだろうか”などと疑問を感じるようになり、両親の勧めもあったことから地元の訪問看護ステーションに再就職しました。

臨床経験5年を経て、ケアマネージャーの資格を取り、在宅療養支援の視野を拡げて活躍していましたが、結婚、出産を機にパートタイムに切り替えました。子どもの手が離れたら、またフルタイムで訪問看護師として働こうと考えています。

田中さんのコメント

病院とは異なり、療養者の生活の場で行われる看護は、物資が揃わないこともしばしばあるため戸惑うこともありましたが、今まで培ってきた看護技術や知識を千差万別の生活スタイルに合わせて提供することはとても楽しいものです。地域で働く診療所の医師や看護師、ケアマネージャー、リハビリスタッフ、デイサービスの職員など、多くの職種と連絡を取り合いながら療養者の生活を支えているという実感もありました。現在は子どもが小さいので、仕事はパートですが、またフルタイムに戻れる日が楽しみです。いつか訪問看護の認定看護師の資格も取れたらいいなと思っています。

田中さん：ある日のスケジュール

9：00　出勤、ミーティング
9：30　移動
9：45 ～ 10：45　訪問看護1件目、移動
11：00 ～ 12：00　訪問看護2件目、移動

12：30～13：30　昼食、療養者の病状と看護について、情報・意見交換
13：30～14：00　主治医、ケアマネージャーとの連絡、移動
14：30～15：30　訪問看護3件目、移動
16：00～17：00　訪問看護4件目
17：00　療養者宅より直帰(訪問看護報告書記載などのためにステーションに寄る日もあり)

解説

訪問看護とは

訪問看護が制度として確立したのは比較的新しく、1991年(平成3年)老人保健法の改正による「老人訪問看護ステーション」が始まりです。その後、1992年(平成4年)の医療法改正により、病院施設のみならず患者の居宅も医療提供の場とし、障がいや疾患を抱えながらも住み慣れた地域や家庭で生活の継続を支えていくことが認められました。1994年(平成6年)には、高齢者のみを対象としていた訪問看護活動が、在宅で療養を行う全ての人が対象となり、2000年(平成12年)の介護保険制度施行に伴い在宅看護の利用が一気に拡まりました。現在では、地域での医療・保健・福祉の具体的なサービス提供機関としてさらに活動を展開しています。

訪問看護師の活動としては、療養者が在宅で自分の力を活用しながら質の高い生活を送れるよう、健康の維持・増進・回復を図り、一方で病気や障がいの影響を最小限にとどめ、場合によっては安らかな死を迎えられるように支えます。そのためには具体的な看護提供(褥瘡のケアなどの医療処置や、入浴介助など生活上の世話)を行ったり、健康相談にのったり、必要な社会資源の紹介・導入や調整を行います。

訪問看護ステーション

病院・診療所から提供される訪問看護もありますが、訪問看護師のほとんど

は訪問看護ステーションに所属している[1)]ので、ここでは訪問看護ステーションについて説明します。訪問看護ステーションとは、看護師または保健師が管理者となり、経営者として関わることのできる事業所です。2000年(平成12年)～2011年(平成23年)までは4,000～5,000カ所と横ばいで推移していましたが、2016年(平成28年)時点で稼働している訪問看護ステーションは9,000カ所を超え、増加を続けています[2)]。約半数の訪問看護ステーションでは3～5名程度の看護師が勤めており[※1]、看護師が10名を超えるステーションは全体の5%未満です[3)]。全国に比較的小規模な訪問看護ステーションが散らばり、その地域に合わせた訪問看護を展開しています。しかし、訪問看護ステーションがない過疎地域もあり、団塊世代の全てが後期高齢者となる2025年を前に訪問看護が十分供給されるためには、さらなる訪問看護師の増加が必要であると考えられています。

訪問看護ステーションの3/4は、土・日・祝日や夜間も含めた対応を行っています[3)]。住み慣れた家で起こった心配事や急な症状変化への支援を訪問看護で行っており、このようなサポートの成果もあって、近年は訪問看護利用者の半数以上が自宅で看取られるようになりました[3)]。日本の死亡者数の全体からみると、自宅で行われる看取りは1割強であるため、訪問看護師が関わることの強みが感じられます。従業者数の少ない訪問看護ステーションでは、可能な限り看護師への負担が少なくなるように、休日や夜間の対応としてステーションにかかってきた電話の転送や留守番電話の確認後、必要であれば療養者宅に出向くなど、ステーションごとにさまざまな工夫をしています。

訪問看護師として働くキャリア

訪問看護師は、一般的にイメージされる看護師の姿とは大きく異なるスタイルで仕事をしています。訪問看護は病棟や医療施設で患者を迎えるのではなく、

※1 人数は常勤換算。「(常勤の職員の人数)＋(非常勤の職員の勤務時間)÷(常勤の職員が勤務すべき時間)」で求められる。訪問看護ステーションは、常勤換算で2.5人以上の人員要件が定められている。

看護師自らが療養者の生活の場に行き、その場で看護をするのです。相手の土俵に上がることが看護のスタートとなるので、療養者に受け入れてもらうことが重要になります。療養者の好みや価値観を理解し、各々に合わせた看護を提供することが訪問看護師の得意とするところです。

長期入院患者が減少しているため、急性期病院では長期に渡って患者と接することは難しくなってきています。しかし、訪問看護では年単位の関わりが珍しくなく、10年以上の長い時間をかけて療養者と伴走しながら看護師として人生を支える、といった関係性を作ることもあります。

また、白衣を着る訪問看護師は少なく、ステーションで定められた制服や自前の服で訪問します。移動時間が比較的長いことも特徴で、その間に次の療養者宅でどのような看護を行うか計画を立てたり、利用者についての相談や報告を行ったりもします。一方、一定の時間は利用者宅にいるので、その時間は目の前の療養者のために全てを使うことができ“ナースコールの鳴らない看護”でもあります。さらに、療養者と同じくらいにその家族の存在が大きく、やり取りも多くなります。ご家族が介護を担っている場合は、療養者本人の在宅での生活を支えるために、ご家族の心身の支援や介護相談に応じることが非常に重要な役割となります。

訪問看護は病棟とは異なり、対象となる療養者が科別に分かれ、決まった疾患のみをみることはあまりありません※2。幅広い年齢層の疾患や障がいに触れ、的確なアセスメントや多岐に渡る技術も必要となります。しかし、その分学びを深めることができます。“ひとりで訪問しなければならないので、先輩に質問できない環境は不安だ”という人もいますが、訪問看護師は決して孤独に療養者を支えることはありません。訪問看護ステーション内の申し送りやケアカンファレンスでは、療養者やご家族の生活の細かなところまで情報を共有し、ケアの方法を考えます。また、訪問診療医やケアマネージャー、ホームヘルパー、デイサービス・デイケアの看護師など、同じ地域で療養者を支える多くの職種

※2　精神疾患の療養者のみを対象とする訪問看護ステーション。小児専門の訪問看護ステーションなどある領域に特化した訪問看護ステーションも増えてきている。

との関係も密接です。技術や知識を完璧にしてから訪問看護の現場に入ることを考えるよりは、先輩や他領域のプロフェッショナルから上手に知恵や力を借りながら自分が育つことも大切です。これまでは、“卒業後数年間の病棟看護を経験しないと訪問看護には従事できない”といわれることが多く、看護資格を取得した直後の訪問看護ステーションへの就職は断られることも多かったのですが、近年では新卒者がすぐに訪問看護ステーションに就職し、ステーションで研修を重ねながら訪問看護師として育成する方針のステーションもできてきました。

また、多様な働き方に対応することができるのも、訪問看護の魅力の一つです。管理者として訪問看護ステーションを経営し、一国一城の主となる道もありますし、田中さんのように、結婚・出産後にパートタイムで働くことも可能です。子育て経験者も多く、幅広い年齢層の看護師がいる職場ですので、そのときのライフステージに合わせて働き方を調整することができます。もちろん担当する療養者への責任はありますので、夜間の緊急対応などが求められることも当然ありうることは理解しておく必要があります。

さまざまな疾患や障がいを抱えながら地域に暮らす人々を支えることで、多様な知識や技術が身につくのみでなく、子育てや介護経験など看護師自身の公私にわたる人生経験が全て療養者の理解や訪問看護の深みにつながる、まさに生活に密着した看護だからこそ療養者を支えると同時に自分自身を育てていくことができる魅力ある分野であるといえるのです。

（松浦　志野）

<引用文献>

1. 厚生労働省：介護給付費等実態調査月報（平成 28 年 3 月審査分）. http://www.mhlw.go.jp/toukei/saikin/hw/kaigo/kyufu/2016/03.html（2016. 12. 23 アクセス）
2. 訪問看護事業協会：平成 28 年訪問看護ステーション数調査結果. https://www.zenhokan.or.jp/new/basic.html（2016. 12. 23 アクセス）
3. 全国訪問看護事業協会：訪問看護の質の確保と安全なサービス提供に関する調査研究事業 ～訪問看護ステーションのサービス提供体制に着目して～. 報告書，2014

診療所で働く看護職

POINT

診療所は小規模医療施設ですが、多くの看護職が就業しています。一言で診療所といっても施設によって診療科や機能が異なり、そこで働く看護職に求められる役割も異なります。施設医療から地域医療に舵（かじ）が切られるなか、地域の診療所が果たす役割は今後ますます重要となり、そこで働く看護職への期待も大きくなることが予想されます。また、夜勤のない診療所は、小さな子どもをもつ看護職にも人気で、ワーク・ライフ・バランスを図りながら看護職の仕事を続けられる場所でもあります。

佐藤加奈子さん（仮名）のキャリアパス

- 21歳　大都市圏の看護専門学校を卒業
- 21歳　A大学附属病院に就職（奨学金の返済のため）消化器外科病棟3年勤務
- 24歳　地元の総合病院（混合内科病棟）で5年間勤務。結婚・妊娠
- 29歳　出産を機に退職。子育てに専念
- 33歳　子どもが3歳になり、近所にできたクリニックに再就職
- 現在 51歳　2度の産休・育休を経て、現在も就業中

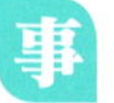

事例

佐藤さんは高校を卒業後、看護専門学校に進学し、その後、実習先でもあったA大学附属病院に就職、希望通り消化器外科病棟に配属されました。気の合う同僚にも恵まれ、大学病院での仕事は嫌いではなかったのですが、とにかく慌ただしく過ぎていく日々に"これが私のしたかったことだろうか"と違和感を覚えるようになり、もう少し患者さんが生活する地域に近い病院で仕事をしたいと考えるようになりました。病院の奨学金制度を利用していた佐藤さんは、返済免除となる3年間の就業期間を終えたのを機に地元B県に帰り、自宅から通えるC総合病院に再就職しました。呼吸器と循環器の混合内科に5年間勤務し、その間に結婚、妊娠・出産を機に退職しました。しばらくは専業主婦でしたが、子どもが3歳になったため復帰しようと考えていたところ、ちょうど近所にクリニックが開設したため、そこで働くようになりました。2度の産休・育休をとり、就職から18年経った今も同じクリニックで働き続けています。

佐藤さんのコメント

仕事と家庭の両立は大変でしたが、クリニックに来院する患者さんのほとんどは近隣住民なので顔馴染みも多いです。私は主に外来診療に関わっているのですが医師との協働もうまくいっており、日々やりがいを感じながら仕事をしています。看護師長として、5名いる看護職をまとめたり、教育体制を整えるといった役割も担っています。数年前から地域のかかりつけ医として、地域医療に力を注いでいこうとするクリニックの方針で、在宅で療養する患者さんやその家族の支援、在宅緩和ケアなどにも積極的に取り組んでおり、私もクリニックの休診時間などを利用して少しずつこれらのことを勉強をしています。新しいことを学ぶのは楽ではありませんが、受験生の娘と励まし合って頑張っています。非常勤で一緒に働く同僚は、子育て中の人、他のクリニックや訪問看護ステーションなどのダブルワークの人、地域活動のグループに参加していたりカルチャースクールの先生をしている人もいて、みんな自分のしたいことも大切にしながら働いているように思います。

佐藤さんの：ある日のスケジュール

8：00　自宅を出て出勤（車で片道20分）

8：30　始業。すでに待合室に来ている患者の様子を気にしつつ、診療の準備をする。

9：00～12：00　外来診療開始。医師の診療の介助と採血、注射などの処置の実施、簡易検査の実施、薬や検査の説明など。

13：00～15：00　昼休みと自由時間（勉強会を開くこともある）

15：30～17：30　午後の診療（往診に同行することもある）

18：00　帰宅

解説

診療所という職場

日本の医療機関には「病院」と「診療所」があります。法律上、入院病床がない（無床）もしくは、あっても20床未満のものを「診療所」と呼んでいます。一般に「○○クリニック」「△△医院」「××診療所」などさまざまな名称が付いていますが、法律ではいずれも診療所に分類されます[※1]。2013年度（平成25年）の調査[1)]では、歯科診療所を除く一般診療所は100,528件で、年々増加の傾向にあります（図）。有床診療所は減少傾向ですから、無床診療所がそれを上回って増加しているといえます。設置主体で最も多いのは「個人」で約45％を占めますが、近年減少傾向で、医療法人が経営している診療所が増えてきています。昔ながらの地元の開業医が徐々に減り、いくつかの医療施設をもつ医療法人が病院と連携しながら診療所を営むケースが増えつつあると考えられます。診療科はいくつかの診療科を併せもつ診療所から、単科の専門診療所、先進医療や治験などを取り扱う施設、また美容やアンチエージングを取り扱う施設まで多種多様

※1　稀ですが、例えば順天堂医院のように20床以上の病床をもつ「病院」のなかにも「医院」を冠している病院もあります。

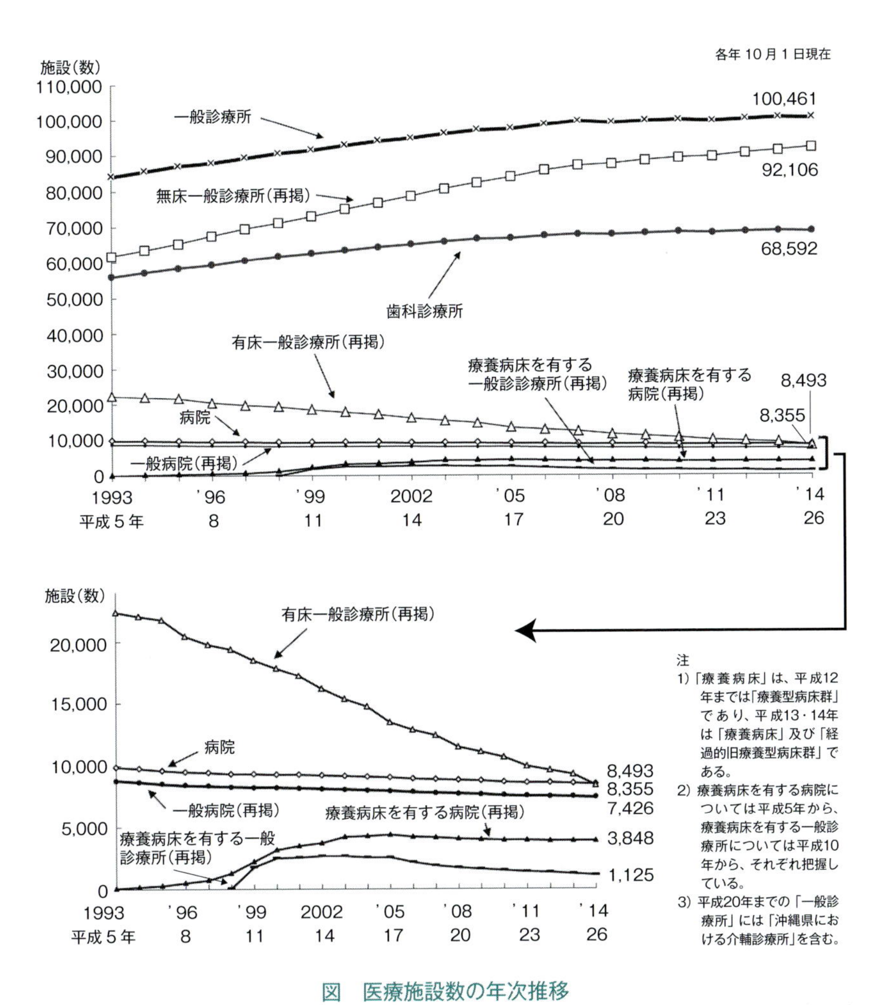

図　医療施設数の年次推移

厚生労働省：病院報告の概況より引用[1)]

ですが、自由診療を行う診療所は都会のほうが多いようです。

これらの診療所で働く看護職は約31万人と報告されています[2)]。看護職全体で約150万人ですから、そのうちの約20%(5人に1人)が診療所で働いていることになります。専門学校や大学などを卒業した新卒看護職の80%が病院に就職することから[3)]、診療所で働いている看護職は、その多くが一度は病院に勤務し、その後転職して診療所で働いていると推測されます。何カ所かの医療施設で働いた経験があったり、結婚・出産を機に一度仕事から離れた看護職が再び働く場として診療所を選んでいることも多いようです。また、1カ所の診療所で長く働く人もおり、ベテラン看護職が多くいる診療所もあります。

診療所で働いている看護職の特徴としては、病院に比べて准看護師が多いことがあげられます。病院が看護師85%、准看護師15%であるのに対し、診療所は看護師58%、准看護師42%となっています[2)]。准看護師の資格を取得する過程で、診療所で働きながら准看護師学校に通学し、資格取得後そのままその診療所に就職することも多いようです。准看護師の資格についてはさまざまな意見がありますが、現在の診療所における労働人口として、准看護師が多く就業しているのです。

近年、日本では医療の現場を急性期病院から地域へと移行しつつあります。これまでは大きな病院に長期間入院し最期のときを迎えていましたが、本当に病院でしかできない治療のみを病院で受け、患者が自宅で療養やリハビリテーションをし、最期を迎えることができるように体制を整えています。また、慢性疾患を患いながら生活する人も増えており、定期的な受診や処方、体調管理などに関わっていくことも診療所の機能として期待されています。このように、診療所で働く看護職の役割は少しずつ変化しており、看護職が活躍できる場所として重要な医療施設になると考えられます。

診療所で働く看護職としてのキャリア

看護職を労働市場の観点からみると、有効求人倍率が常に高く、新規求職者数、新規求人数ともに多く、ほかの職種に比べて職を得やすいといえます[4)]。常に看護師不足といわれており、2025年問題を見据えると、さらに多くの看護職が必要になると予測されています。また、求職の条件として"夜勤がないこと"をあげる人が多いという報告もあり、その多くは診療所が受け皿になっていると推測されます[5)]。

診療所で働く看護職を思い浮かべると、どのような仕事をしている姿を連想するでしょうか。診療所を受診したことのある人なら、一度はそこで働く看護職の姿を見たことがあるかと思います。診察の順番が来ると待合室に向かって

“○○さん、診察室にお入り下さい”と呼び込む姿でしょうか。または医師の診療に就いて、診察器具を医師に渡したり、呼吸の音を聴診する際に患者の洋服を持ち上げる姿でしょうか。それとも“ちょっとチクッとしますよ”といいながら注射をする姿でしょうか。

実際、診療所で働く看護職の業務は多岐に渡ります。多くの専門職により業務が細分化されている病院とは異なり、１人の看護職が多くの業務を引き受けています。診察の介助、救急患者のトリアージ[※2]、注射や創傷などの治療・処置、採血、検査機器を操作して実際に各種検査を実施するほかにも、患者への生活指導、書類作成などの事務的なこと、さらには施設内の清掃も担当したりします。職種も働いている人数も少ないため当然なのです。

また、看護職も少数であることが多く、無床診療所では1人しかいない場合もあり、この場合は看護職の仕事を教えてくれる先輩さえいないことになります。自分で状況を見て判断しながら動く自立性が求められます。また、静脈内注射や輸液なども看護職が実施するため、穿刺技術に熟達していることも重要となります。看護職の注射が下手だと患者が来なくなることもあるようですので、これまで培った技術をより洗練させる必要があります。

“診療所の勤務であれば、自分の子どもが具合が悪くなったときなどにすぐ休める”と思う人もいるようですが、規模の小さな診療所では余剰人員を雇うことが難しく、職員は少数精鋭で代わりがいないため簡単に休むわけにはいきません。人数が少ない分人間関係も密になり、病院以上にコミュニケーションを図りながら互いに配慮し、協力し合って仕事を進めることが求められるのです。“気軽に休める”という気持ちで就職しないことをお勧めします。

また、“大きな病院に比べて医療処置の経験などが乏しくキャリアを伸ばすには不利ではないか”と思う人もいるようですが、そうとも限りません。外来を訪れる患者は老若男女幅広く、来院理由も千差万別です。未病の段階での発症予防のほか、病院での診療から在宅の療養に移行した患者が長く安楽に自宅で生活するための支援や、悪化しないための支援が不可欠です。生活の場であ

[※2] トリアージとは、患者の重症度に応じて診療の優先順位を決めること。

る自宅には常に医療者がいるわけではなく、患者やその家族は不安を感じることが多いのです。そのような場でいかにその人のもつ力(資源)を利用して療養を継続していくかなど、病院とは違った視点での看護の創造が必要になります。プライマリ・ケアの担い手として、診療所への期待は大きく、トリアージや慢性疾患管理、自宅での看取りなどに必要な技術・知識を深めることも重要であり、これらを学べる継続教育の実施も急がれています。キャリア形成の場としてあまり着目されてこなかったイメージの診療所ですが、病院では得られない地域に根差した診療所だからこそ伸ばせる能力があり、今後は看護職としてさまざまな形で活躍できる可能性を秘めた場所なのです。

（原　美鈴）

<引用文献>

1. 厚生労働省:「平成 26 年（2014）医療施設（静態・動態）調査・病院報告の概況」. 7, 2016
2. 日本看護協会サイト：「看護統計資料室, Ⅰ就業状況」. https://www.nurse.or.jp/home/statistics/index.html（2016.7.4 アクセス）
3. 厚生労働省：看護師等学校養成所入学状況及び卒業生就業状況調査 2015 年. e-Stat. http://www.e-stat.go.jp/SG1/estat/List.do?lid=000001139703（2016. 7. 4 アクセス）
4. 厚生労働省:「労働市場分析レポート第 61 号　求人倍率の高い職業の動向」. 2016
5. e- ナースセンターサイト：「ナースセンター求人・求職統計　平成 26 年度」. https://www.nurse-center.net/nccs/scontents/NCCS/html/pdf/h26/05%20 施設の条件別求人数等の実績 .pdf（2016. 7. 4 アクセス）

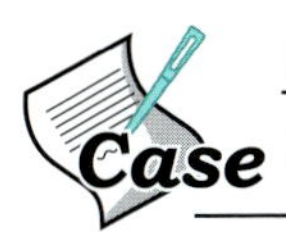

保育園で働く看護職

POINT

保育園で働く看護職は、園児の健康管理や急病・傷病時の対応のほか、保護者や職員などに対し行う保健指導など、多岐にわたる役割を担います。とりわけ、細かい健康観察と養護の必要な乳児やアレルギー性体質であるなど、健康上のトラブルが起きやすい子どもにとって、看護職の存在意義は大きいといえます。また、何らかの慢性疾患をもつ子どももおり、医療的な視点からの関わりが必要なこともあります。園で過ごす子どもたちが安全な環境のなかで健やかに育つために、看護の専門性が必要とされているのです。

また、看護職が働く場として、夜勤がなく週末が休みで勤務が規則的なため、ワーク・ライフ・バランスも図りやすい職場です。

宮田佳子さん（仮名）のキャリアパス

21歳	看護専門学校を卒業
21歳	公立の小児専門病院に就職 内科病棟に３年間、循環器・消化器外科病棟に３年間勤務
27歳	保育園看護職の求人を探し就職活動（約半年間）
28歳	公立保育園に就職
現在 32歳	現在保育園看護職として４年目（結婚して２年目）

事例

宮田さんは公立の看護専門学校を卒業し、実習先でもあった希望の公立小児専門病院に就職し6年間勤務しました。初任配置部署であった内科病棟で3年間働き、次の3年間は循環器・消化器外科病棟でした。小児の病院を希望した理由として、宮田さんには年の離れた弟が2人おり、その面倒をみた経験から保育士になりたいと考えた時期がありましたが、看護職として小児科で働くという夢もあり、悩んだ末に実際に看護学校で学ぶ高校の先輩に相談したのです。すると、その先輩の優しさと熱心さに感激し、先輩と同じように看護の道に進みたいと考えるようになり、看護専門学校に進学しました。

看護職になってから、自分の夢が果たせ生き生きと勤務していた宮田さんでしたが、偶然に保育園看護職の働きぶりが掲載された看護系雑誌を見て、関心をもつようになりました。保育園で看護職が働くことは、今まで考えていなかったので、何かを見つけたような気持ちがして嬉しくなりました。保育園で働いてみたい気持ちは強かったので、病院を退職してから自分で保育園看護職の求人をじっくり調べ、探すことにしました。就職活動をしながら、保育園看護職として必要な知識を事前学習しようとも考えていました。そして、ようやく公立保育園看護職の募集を見つけ応募したのです。採用試験当日には多数の応募者がいて心配でしたが、幸い合格することができました。年度初めの4月1日付で採用された宮田さんは、0歳児のいる保育園に配属され働き始めました。園で働く職員は保育士のほか、看護職、栄養士、調理師、用務と多職種が集まり、園長と主任がうまく全体をとりまとめており、互いに協力する明るい職場でした。宮田さんは、0歳児の保育室に隣接する医務室に常時いましたが、0歳児を中心に保育室に入ることもあって、保育の一部を行いながら全園児の健康観察と傷病児の対応や保護者への連絡、園医などと協働し健診の準備や実施など、さまざまな業務を行いました。時節に見合う内容の保健指導を企画・実践したり、他園の看護職とともに勉強会を開いて学ぶなど、現在保育園勤務4年目の宮田さんは毎日充実した気持ちで働いています。

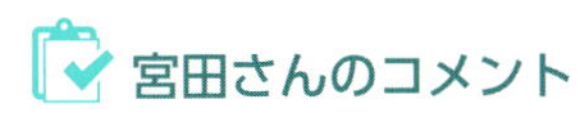

宮田さんのコメント

私は、私生活において1年前に結婚しました。今後、妊娠・出産しても保育園看護職として働き続けるつもりです。ここの(公立)保育園に正規雇用されているため、これからもずっと働き続けられるという見通しがあります。保育士や栄養士もまた女性が多く、職域を越えて互いに助け合う職場環境にとても感謝しています。例えば、どの職員が病気になって休むなどしても、必ずフォローが入ります。日頃からコミュニケーションが良好で、チームワークも良いので、“いざという時”にも対応できる……そんな職場の雰囲気があるのです。毎日子どもたちを安全に保育するために、職場の信頼関係は大切だと思います。

宮田さんのある日のスケジュール

出勤～：
- 保育園，園庭の安全確認
- 0歳児保育室の消毒，調乳室の消毒と調乳
- 登園時の子どもの様子を観察(視診：全園児)
- 登園時、子どもの親からの相談(受診の必要性など)

日　中：
- 集団生活のなかの子どもの様子を観察し，必要時に対処する(受診，親への連絡：全園児)
- 0歳児の離乳食の進み方の観察と栄養士との相談など

放課後：
- 降園時の親との報告・連絡・相談
- 異常の生じた事柄を園長、主任、園医などに伝達、保育士との連絡は1日中ずっと
- 保育園、園庭などの安全確認

説

保育園看護職として働く職場

保育園については1990年代以降、女性の高学歴化による社会進出増加に伴い、その需要が高まりました。折しも1990年、日本の出生率が1.57%にまで低下したことが問題視され、少子化対策施作が急がれたこともあり注目される

こととなりました。女性が働きに出て共働きになった家庭にとって、子どもを預ける保育園の拡充はなくてはならないことでした。それまで、子どもは母親が育てて当然とされていた風潮は、次第に夫婦でともに子育てをするという方向へと変化し、親の働く時間帯を考慮した「時間外保育」や、すぐには迎えにこれない親の事情を考慮した「病児保育」の必要性が求められるようになったのです。保育園を必要とする人々はその後も増加しており、昨今では不景気による夫の低賃金を補うために働きに出る母親も多いのです。いずれにしても、子どもを預ける必要のある核家族は依然多いままで、待機児童数が減少しない状況がずっと続いてきているのです。

そこで内閣府は対策として、2015年（平成27年）4月より現状の認可保育施設に加え、新たに地域型保育などを取り入れるべく「子ども・子育て支援新制度」を導入することとなりました。保育施設における定員を増やすなど、受け入れの枠を広げる対策に力を入れることにしたのです。しかし、これまで長きに渡り問題となってきた待機児童問題はいまだ解決されていません（図1）。

このように、保育園関連の問題は現在深刻です。1990 ～ 2015年までの子育て支援対策などについて内閣府がまとめた資料があります（図2）。いくつかの施策の内容と、その結果・効果については保育園で働く者として知っておく必要があります。それは、昨今のニュースで報じられている待機児童問題の内容

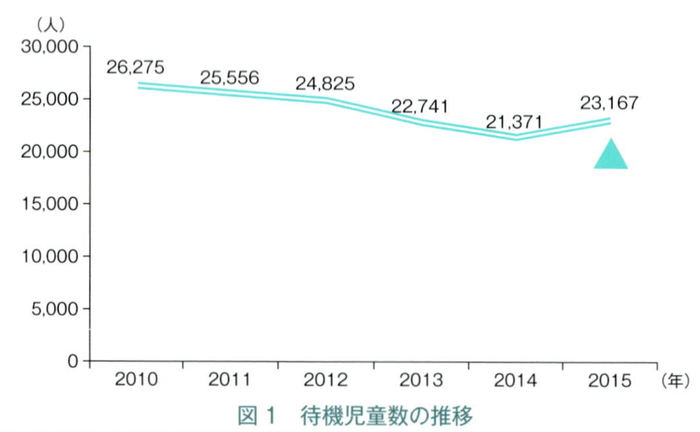

図１　待機児童数の推移

厚生労働省：平成27年9月29日「待機児童の状況及び待機児童解消加速化プランの状況について」より引用，一部改変

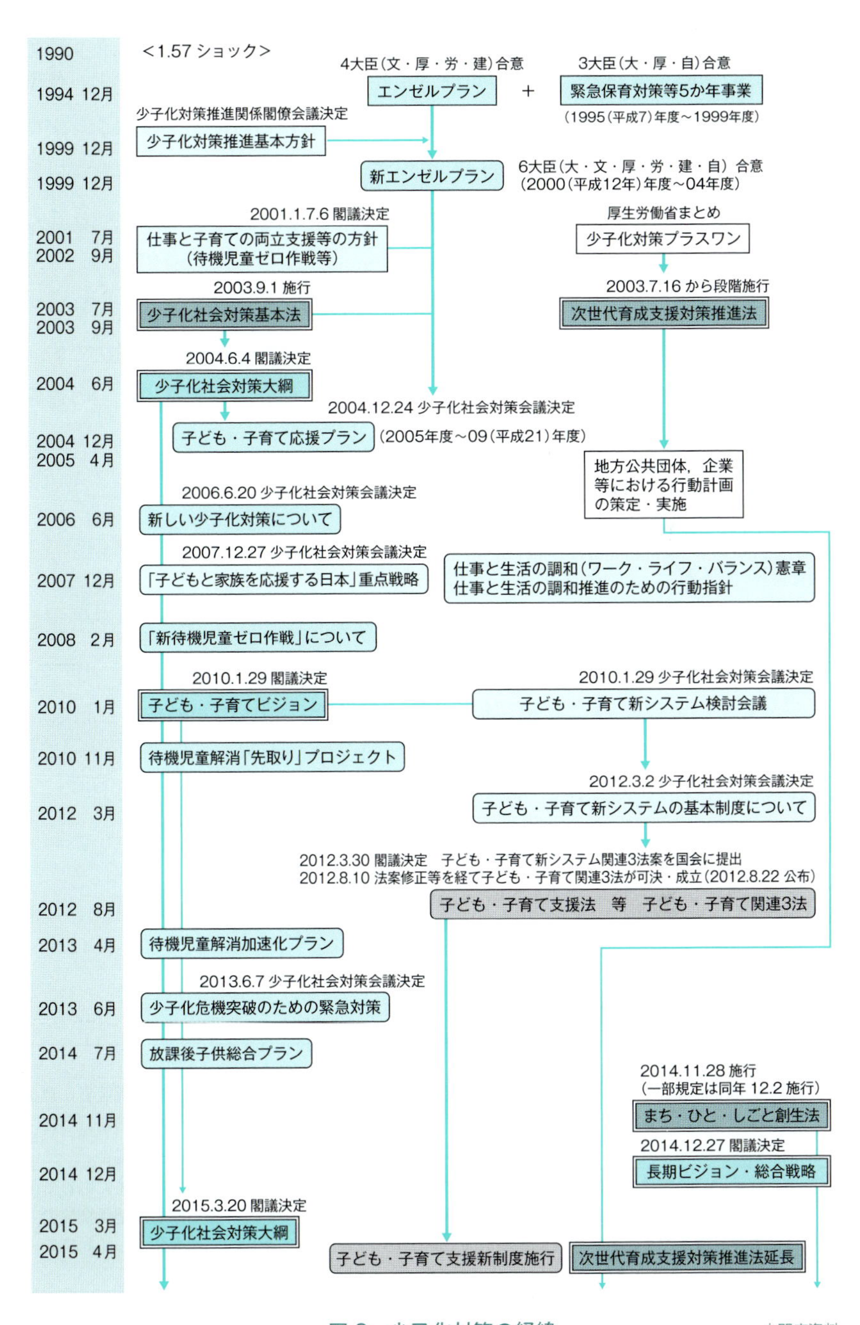

図2 少子化対策の経緯

内閣府資料

に対し、看護職としての見解をもち、関心を向ける必要があるからです。朝の登園やお迎えのときなど、園児の親御さんとお話しすることも多いです。仕事と子育てを両方する親御さんの思いを汲み取り、労いの言葉をかけることができるのは、自分の役割の本質を理解していてこそできるのです。看護教育において、社会や地域について広く学ぶ看護職の存在が保育園にもあるということに意味があります。

保育所保育指針(平成20年)のなかで、看護職について明記された部分は表の通りで、保育園看護職の配置基準が明確には示されていないのが現状です。

しかし、実際にその裁量が認められ、活躍できる保育園看護職の仕事の達成感は大きく、思い切り頑張れる仕事です。

保育園看護職として働くキャリア

保育園看護職はどんな仕事をするのかを以下に示します。

① 子どもの発育発達の把握(計測・異常の早期発見など)
② 園医などとの連携(健診・体調不良時など)
③ 子どもの健康管理(予防接種・罹患歴・体調など、健康情報の把握と記録)
④ 生活習慣の健康教育(生活リズム・食育・歯磨き習慣など)
⑤ 感染症の早期発見・対応、関係機関との連携
⑥ けが・体調不良時の処置・対応
⑦ 障がい児(診断されている)への対応と関連機関との連携
⑧ 被虐待児への対応(発見・児童相談所への通告など)

表　保育所保育指針

(3) 疾病等への対応
ア 保育中に体調不良や傷害が発生した場合には、その子どもの状態等に応じて、保護者に連絡するとともに、適宜、嘱託医や子どものかかりつけ医等と相談し、適切な処置を行うこと。看護師等が配置されている場合には、その専門性を生かした対応を図ること。
イ 感染症やその他の疾病の発生予防に努め、その発生や疑いがある場合には、必要に応じて嘱託医　―中略―　感染症に関する保育所の対応方法等について、あらかじめ関係機関の協力を得ておくこと。看護師等が配置されている場合には、その専門性を生かした対応を図ること。

厚生労働省告示第114号より抜粋

⑨ 職員指導(安全衛生管理・子どもの健康把握・職員の健康管理など)

⑩ 保護者への保健指導(保育だよりの作成、個別相談など)

保育園には公立と私立があり、看護職配置については違いがあります。公立保育園は、2006年(平成18年)までは0歳児保育特別対策事業があり、0歳児の人数によって看護師の配置が義務づけられ、努力義務とされ補助金が出ていました。現在は自治体によって異なり、配置の内容にも差があります。常勤で配置するところもあれば、週1～3回の非常勤として雇用するなどの違いがあります。また、私立保育園の看護職配置についても各園での違いが大きく、厚生労働省により2008年以降は看護職の配置が薦められていましたが、経営上の問題により不完全に終わることとなり、全く看護職のいない園も多くあります。

実際にこれまで働き続けてきた保育園看護職らが、1990年に「全国保育園保健師看護師連絡会」を発足させ、現在も保育保健の向上を目指すことを謳(うた)っています。看護教育において、「さまざまな場面でのあらゆる健康レベルの子どもと家族」を対象にした看護を修得した保育園看護職が、ここで力を発揮できるのは当然のことかもしれません。能力を最大限に活かすことができ、明らかに知識とスキルのアップを図る見込みのある職業なのです。

(荻原　康子)

助産師

POINT

分娩件数の減少や医師・助産師の偏在などにより、分娩取り扱い施設は現在減少傾向にあります。このようななか、自律してローリスクの分娩介助を行える助産師、さらにハイリスク妊産褥婦の増加に対応できる助産実践能力の高い助産師が求められています。また、助産師は年々増加しているのですが、就業場所の偏りが大きな問題となっています。助産師として自分の目標に向かっていくためには、自分のキャリアプランにあった施設を選択し、取り組むことが大切です。助産師はいろいろな場所で求められており、自分の目標に向かって選択することができるのです。

中村洋子さん（仮名）のキャリアパス

- 22歳　地方のＡ大学医学部看護学科助産コースを卒業
- 23歳　Ａ大学医学部附属病院　産婦人科病棟に７年勤務
- 30歳　内科病棟（循環器・神経内科混合病棟）に異動
- 31歳　副看護師長になる
- 34歳　産婦人科病棟に異動
- 37歳　大学院に進学
- 現在 39歳　**大学院修了。Ａ大学医学部看護学科助産学領域に勤務** ★

事例

中村さんは地元の高校を卒業後、A大学医学部看護学科助産コースを卒業し、そのまま附属病院に念願の助産師として就職しました。分娩件数はそれほど多い施設ではありませんでしたが、県内唯一の大学病院であり、合併症をもったリスクの高い妊産褥婦へのケアを多く経験することができました。そのため、中村さんは慢性疾患をもつ患者さんへの理解を深めることの必要性を感じ、経験年数7年目にして内科病棟での勤務を希望し異動しました。

内科病棟に異動してすぐの頃、看護師長から“副看護師長にならないか”との話がありました。昇進に興味はありませんでしたが、助産師としてもマネジメント力が必要であると思い、受けることにしました。そして、その後、産婦人科病棟で副看護師長として勤務することになりました。妊娠前期からの保健指導が、その後の妊娠や分娩、そして産褥経過に影響すると考え、スタッフと母親学級や個別の保健指導の改善に取り組みました。妊婦さんや助産師の意見をもとに改善を重ねるとともに、妊娠期から産褥期まで活用できる冊子を作成し、配布するようにしました。また、その経過や成果については学会で発表しました。その時に関わった妊婦さんとは、今でも交流があるそうです。

このように、助産ケアの実践や業務改善、そして後輩の教育や実習支援など、充実した日々を過ごしました。しかし、後輩や上司に説明するにあたり、自分の説明力に課題を感じ、大学院へ進学することとしました。

中村さんのコメント

大学院修了後は、卒業した大学の教員として、継続教育で経験したことをベースに、応用力や業務遂行能力の高い学生の育成を目標として取り組んでいます。数年後には、また臨床に戻り、助産師として勤務したいと考えています。

出産後、孤軍奮闘しているお母さんがたくさんいるという現状があります。出産されてから2～3週間後、慣れない授乳や育児で睡眠不足になり、疲労困憊なお母さん、想像以上の大変さや入院中にできていたことがうまくいかず、自信をなくしているお母さんなど、お母さんたちはとても頑張っているのです。

そんなお母さんたちが必要以上に頑張らなくていいように支援したいと思います。それには、一人ひとりのお母さんの生活に応じた支援ができる助産師の育成が必要です。基礎教育から臨床へのシームレスな助産師教育や、助産師が能力を発揮しやすい環境整備を目標に、臨床に戻って働きたいと計画しています。

中村さん：ある日のスケジュール

8：00　始業、申し送り後業務開始

午前　日勤　※担当によって業務が異なる

・病棟担当：切迫早産などで入院中の妊婦のモニタリング・ケア、褥婦の経過観察・授乳指導など

・新生児担当：新生児の検温、沐浴、母親への沐浴指導など

・分娩室担当：分娩進行のチェック、分娩介助など

12：00～13：00　昼休み

午後　午前に引き続き各担当業務を実施。日によって以下の業務に入ることもある

・助産師外来：正常妊婦の保健指導(30～60分程度×2～3人)

・母親学級や両親学級の企画・運営　など

17：30　退勤(残業する日もある)

解説

助産師を取り巻く環境

現在、分娩の99.1％が病院や診療所で、0.8％が助産所で行われています[1)]。分娩を取り扱う医療機関は、それぞれの妊産婦に必要な医療・助産ケアを適切に提供するための役割をもっています。医療機関には、総合周産期母子医療センター、地域周産期母子医療センター、一般病院、診療所、助産所があります。総合周産期医療センターとは、ハイリスク妊娠に対して胎児期から分娩、新生児までの一貫した周産期医療サービスを総合的に提供する施設で、各都道府県に1施設以上設置されています。地域周産期母子医療センターとは、産科および小児科などを備え、比較的高度な医療行為を行うことができる施設です。こ

分娩取り扱い施設が減少する一方で、ハイリスクは増加

- 正常分娩を扱うとされる病院においても，様々なマンパワーの現状があり，医師や助産師の偏在，分娩件数，地域特性に応じた対応策が必要となる。
- 帝王切開率は特に病院において高まっており、ローリスクを扱う病院でも緊急手術の対応が求められる。地域の状況においては高度医療機関への緊急母体搬送も距離的・時間的に難しい現状もあり、ハイリスクとローリスクの中間的な位置づけでの病床整備が求められる。

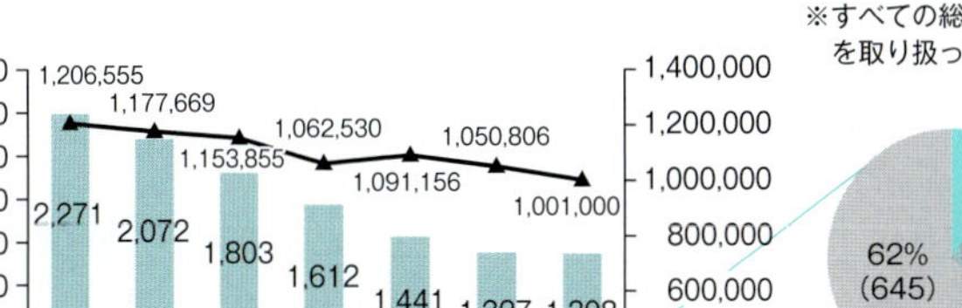
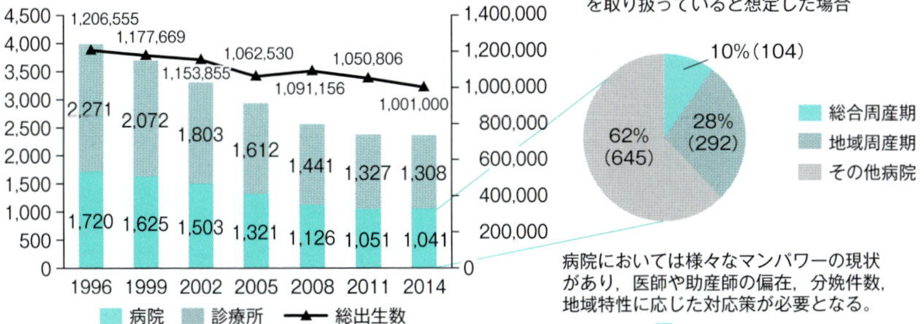

	産科医がいない（0人）	産科医が少数（不足）	産科医がいる
助産師がいない（0人）	（分娩取り扱い施設なし）	診療所（585施設）・中小病院（56施設）【助産師の出向】	
助産師少数（不足）	【開業助産師とのセミ/オープンシステム】	診療所（856施設）・中小病院【助産師の出向】【混合病棟における院内助産システム】	
助産師がいる	助産院（788施設）	大規模病院【産科単科における院内助産システム】	総合および地域周産期母子医療センター（計388施設）【ハイリスク妊娠・分娩の集約化】

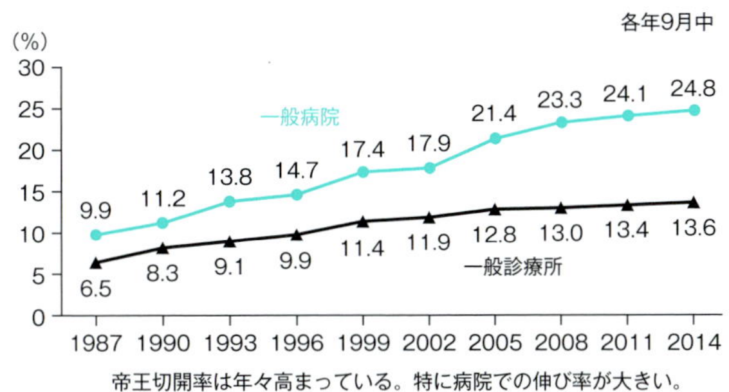

厚生労働省平成26年（2014）医療施設（静態・動態）調査より助産師課にて作成

図１　分娩取り扱い施設の変遷

福井トシ子：今後の周産期医療体制における総合周産期母子医療センターの役割より引用[2)]

- 産婦人科医師数は減少傾向にあったが，ここ数年停滞している。助産師数は1990年以降，年々増加。
- 人口10万対の医療従事者数が高い・低い都道府県の差は，産科・産婦人科医師は約1.9倍，助産師は約2倍と非常に大きい。

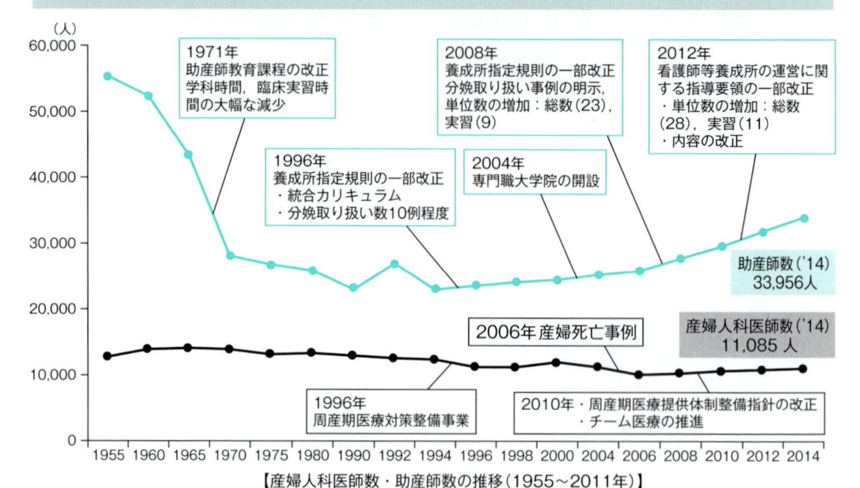

【産婦人科医師数・助産師数の推移(1955～2011年)】

出典：平成26年医師・歯科医師・薬剤師調査より(産婦人科医と産科医の合算)，平成26年衛生行政報告例

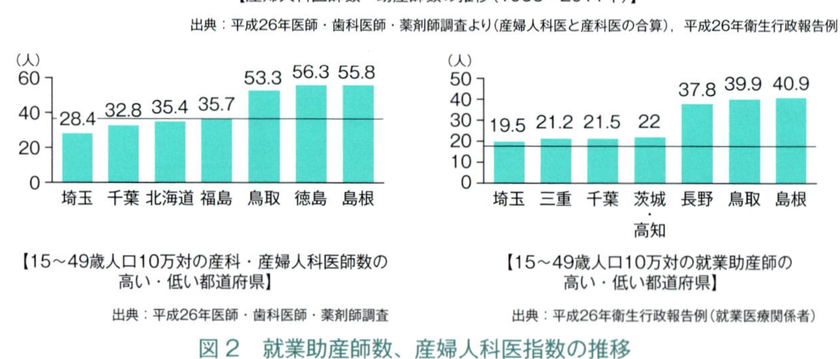

【15～49歳人口10万対の産科・産婦人科医師数の高い・低い都道府県】

出典：平成26年医師・歯科医師・薬剤師調査

【15～49歳人口10万対の就業助産師の高い・低い都道府県】

出典：平成26年衛生行政報告例(就業医療関係者)

図２　就業助産師数、産婦人科医指数の推移

れらは2014年(平成26年)に周産期医療体制の整備を目的として、総合周産期医療センター104施設、地域周産期母子医療センター292施設が設置されました(図1)。

助産師の就業場所としては全体の61.9%が病院に勤務し、25.9%が診療所に勤務しています[3]。新卒助産師の就業場所も98%が病院です。出産数は病院も診療所もほぼ同数であることから、助産師の就業場所が病院に偏在していることがわかります。いまだに助産師のケアを受けられない妊産婦や新生児がいることが推測されます(図2)[2]。

産科医療を担う医師の不足などから出産できる医療施設は年々減少傾向にあります。高度医療の提供体制が整備されている周産期母子医療センターでも、分娩数が多く分娩介助をできるようですが、帝王切開率が高いために助産師学生の実習や新卒助産師の分娩介助を優先させると、周産期母子医療センター勤務の助産師の年間分娩介助数は10例程度といわれています[4]。しかし、心身ともに問題を多く抱えている妊産褥婦に対して、合併症予防のための効果的な保健指導や緊急時の対応など、やりがいを見出している助産師もいます。

一方、診療所では最新の知識や技術など、教育を受ける機会が少ないという助産師もいますが、ローリスクの出産を対象としており、助産師数も少なく年間多くの分娩介助を担当し技術を磨くことができます。このように、助産師としてスタートするにあたり、何を優先したいのかで勤務する場所を選択することができます。

助産師として働くキャリア

助産師に求められる役割やそれを果たすための能力は同じです。しかし、それぞれ助産師を目指したきっかけが異なるように、目指している助産師像や、どのように、どこで働いてそれを目指すのかが異なります。なりたい助産師になるためには、どのような助産師になりたいのか、どのように働きたいのかなどをしっかり考え、取り組んでいくことが自分の成長につながります。

しかし一方では、助産師の組織におけるキャリア開発の支援のあり方について、系統立っていないことが課題になっています。助産師からの意見としても、“助産師に特化した教育プログラムがない、看護師はクリニカルラダーや専門・認定看護師などキャリアパスが描きやすい状況だが、助産師にはそれがない”などいわれ、2013年(平成25年)に日本看護協会から「助産師のキャリアパス」、「助産師のクリニカルラダー」が公表されました。2015年(平成27年)8月、助産実践能力習熟段階レベルⅢ認証制度が始まり、全国で55,662人がアドバンス助産師(助産実践能力習熟段階レベルⅢ認証を受けた助産師)として認証されました。

施設の特徴によって助産師に求められる役割は異なり、総合周産期母子医療センターや地域周産期母子医療センターにおいては施設の特徴としてハイリスク分娩が対象となります。したがって、その対応が十分にできる知識や技術をもち合わせた助産師が求められます。また、一般病院などでは今まで医師の指示と一緒に行ってきた、正常な妊娠・分娩・産褥経過をたどっている妊産婦のケアを、産科医師の不足に伴い正常妊娠経過に限って助産師が本来もっている業務として行うことになりました。これが、「助産師外来」や「院内助産」です。そのためには、正常分娩に限って、助産師として自律して妊娠経過の判断や分娩介助ができる能力が求められます。さらに、病院とほぼ同数の分娩介助を取り扱っている診療所の場合は、医師1～2名という場合が多く、助産師の人数も少ないため、助産師にはより専門性や役割が求められることになります。

助産師は独立して助産所を開業する権利をもっています。しかし、87.8%の助産師は医療機関に勤務し、助産所に勤務する(出張専門を含む)助産師は4.8%です。助産所といっても、収容施設をもち分娩介助や産後ケアを行う場合と、収容施設をもたずに自宅での分娩介助や家庭訪問での妊婦健診や産後健診、母乳・育児相談などを行う無床助産所があります。助産所は、安心できる空間で家庭的な雰囲気を感じることができ、さらにさまざまな要望に応えてくれる、出産時だけではなく、育児などの相談にも応じてくれる、などが好まれ、分娩の約0.8%が助産所で行われています。しかし、嘱託医師はいるものの異常を早期発見し対応する高い能力が必要になります。

キャリアを考える際、助産師として成長する以外にも、看護管理者、教員職・研究職などがあります。現在、助産師を取り巻く環境として問題になっている産科混合病棟ですが、経営的にベッドを有効活用し収益を上げるために、そうするしかないという現状もあります。そこでの助産師は、他科の患者さんを担当しながら、分娩期のケアをしなければならないことに不安を感じながら助産ケアを提供しており、今後どのように改善できるかは、看護管理者の役割が重要となります。また、臨床の場での教育者の育成や助産実践能力の向上など、人材育成も看護管理者の役割として大きく期待されるところです。教員・研究者としては、少産化とハイリスク妊産褥婦の増加により、臨地実習にはかなりの限界と困難があります。少ない経験のなかでいかに効果的な教育ができるのか、その方法の開発が課題といえます。また、助産技術は、個人の技であり暗黙知である場合が多くあります。それらを伝承していくためには、暗黙知を明確化し、教育につなげていかなければなりません。このように、助産師にはいろいろな場所で自分がなりたい助産師を目指すことができるのです。

（中野　理佳）

<引用文献>

1．厚生労働省：出生　第4. 10表都道府県（２１大都市再掲）・出生の場所別にみた出生百分率．e-Stat 平成26年度人口動態調査（上巻）．http://www.e-stat.go.jp/SG1/estat/txtTop.do（2017. 3. 9アクセス）

2．福井トシ子：今後の周産期医療体制における総合周産期母子医療センターの役割．https://www.nurse.or.jp/nursing/josan/oyakudachi/kanren/2016/pdf/061506.（2017. 3. 9アクセス）

3．日本看護協会：助産師（年次別・就業場所別）．https://www.nurse.or.jp/home/statistics/index.html（2017. 3. 9アクセス）

4．宮川祐三子ほか：活動場所の特性と業務．福井トシ子(編)：新版助産師業務要覧　第２版，１基礎編，p148-153，日本看護協会出版会，東京，2012

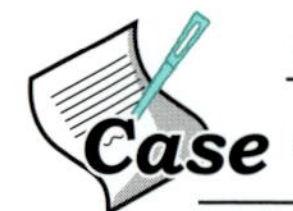

保健師

POINT

保健師の対象は、胎児から高齢者までの健康な人、病気の人、何万人に一人という難病や障がいをもつ人など、心身両面のあらゆる健康段階の人です。また、対象には集団(家族、地域、職域、学校など)も入ることが特徴といえます。役割としては病気予防のほか、感染症や災害時の対応と幅広く、働く分野は、行政・産業・福祉・医療・教育の5領域あります。2014年(平成26年)は48,452名、98%が女性です[1)]。働く場所としては、行政で公務員として定年まで働く者が大半を占めます。また、東日本大震災では、被災地以外の行政保健師なども被災地の避難所や孤立した自宅での健康支援を行い、2016年の熊本や島根県の震災後の心身のケアとして、各地の産業保健総合支援センターの産業保健師も電話健康相談を受け持つなど、公衆衛生活動として領域や場所を超え、必要時に広域的に連携していくこともあります。

行政保健師・産業保健師のキャリアパス

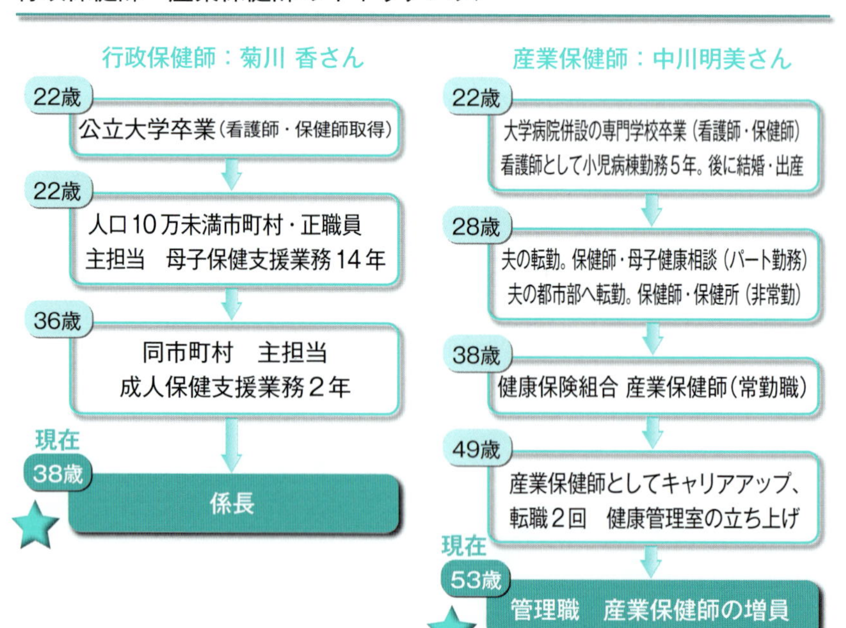

事例① 行政保健師

菊川さんは、手に職をつけられる看護職を目指して大学に入り、大学の実習で、病棟実習と保健センター実習を比べた際、病院での看護は、患者の家族への支援に限界があるため、家族看護[※1]を目指し保健師になりました。菊川さんの保健センターでの保健活動の要点は三つあります。一つめは、母子保健活動です。母子手帳の発行時から3歳児頃までの健診や、乳児家庭訪問をします。そのときに、保護者が子どもを育てられないことがわかり、児童相談所で保護となることもあります。家族を引き離すのは、子どもの育成に必要な手段と理解しつつも、心情はつらいものがあります。二つめは、家庭訪問活動です。保健センターでは本人や家族がいえずにいることも、訪問することで公的な介護や経済支援が必要なことがわかり、ソーシャルワーカーやケアマネージャーなどと連携したチーム支援が発生することもあります。三つめは、住民活動のグループ化です。妊産婦や運動教室などでは、参加者同士の交流を図り、核家族の母親が孤立せず地域に馴染むことや、仲間と行う運動習慣は続く傾向にあり、教室終了後も住民が自主的にグループ活動を継続されることが喜びです。

菊川さんのコメント

現在は係長ですが、管理職層に昇進すれば、住民に接する機会がなくなるため、キャリアとの葛藤があります。目標は、地域全体の健康の好循環です。生まれてからずっと地域で生活している人や、学校や仕事で地元を離れても、定年後に地元へ戻った人などと地域保健を作り上げることが私の夢です。

[※1] 家族を看護ケアの主要な焦点にすることが効果的であり、家族の健康保持増進・維持・再構築は、社会の存続にも重要であるという考え方。

菊川さん：ある日のスケジュール

8：00	保健センター（始業）、乳児家庭訪問準備、訪問バッグ物品確認（計測器具など）、問診票の確認（出生状況・家族構成など）、住所・地図確認（ネット上不明の場合は、他部署へ確認）
9：30	公用車を運転し移動
10：00	乳児家庭訪問　30～90分（相談内容による）
11：30	公用車を運転し移動
12：00	昼食休憩（手作り弁当）
13：00	訪問記録・必要時は継続支援計画や関係部署連絡など
14：00	翌日の事業準備（健康講座や教室）、家庭訪問のアポイント
15：00	来所の住民健康相談（随時）、必要時、福祉事務所などの関係部署とチーム支援の打ち合わせ
17：15	定時終業（残業は時々ある。突発的なケース会議、事業報告書作成など）

解説

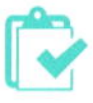

行政という職場

地域保健法を基に保健師の役割が定められています。行政保健師は、市町村や都道府県の自治体で働く公務員のことを指し、平成28年（2016年）の行政保健師の常勤職は、市町村の勤務が85.3%と大半です[2)]。配置部門は、都道府県・市町村ともに保健・保健福祉・福祉（老人・児童・障害者）・医療・介護保険部門などです。

市町村の勤務は、主に保健センターと本庁があり、各市町村により異なりますが、保健センターに多数の配置のほか、地域包括支援センターや福祉事務所・保育所・子ども家庭支援センターなどで直接的な住民サービスが多いです。

都道府県の勤務は、保健所と本庁があり、保健所勤務が大多数で、ほかには精神保健福祉センターや児童相談所などです[2)]。保健所は、難病や障がい者支援、感染症（結核やO157など）など、高度で専門的な住民サービスと市町村や関係機関との調整や連携業務が多く、行政職員としての機能をより強く求められます。

なお、保健所設置市・特別区は、市町村の保健センターと都道府県の保健所の両方の機能をもちます。行政で働くとは、例えば国が策定した「健やか親子21」を都道府県・本庁勤務の保健師が「○○都道府県健やか親子21」を作り、それに沿い、市町村の保健師が「○○市健やか親子21」版を具体的に計画・実施・評価まで行い、全ての自治体に行き渡ります。逆に、市町村で実際に行ったモデル事業が、国の立法化や施策化へあがることもあります。つまり、保健師であっても、国の健康づくり政策に行政職の一員として、ときには政策に関わる人になります。

 行政で積むキャリア

行政の保健師になるには

公務員採用試験の受験資格に25～30歳未満など年齢制限を設けている市町村や都道府県が多くみられます。試験は、専門科目のほか、教養科目や論文などがあり、競争倍率は数倍から数十倍のため、学生時代からキャリアの計画を立てるとよいでしょう。また、一部の自治体や離島・僻地(へきち)では、さまざまな経験を評価し、年齢制限なども緩く、狙い目の所もあります。

行政保健師の技能

平成27年(2015年)の日本看護協会の調査では[3]、最も身につけたい能力、1位「個人・家庭支援能力」, 2位「施策・政策提言能力」, 3位「連携・調整・社会資源開発能力」でした。行政保健師は、「地域診断」を行い健康支援をします。例えば、赤ちゃんを家庭訪問すると、ご夫婦が核家族で子育ての相談者がおらず不安なことがわかりました。調べてみると、近隣は新設されたマンション群で核家族の子育て世帯が多く、“子育ての孤立”を防ぐことが、その町の健康課題になります。解決には子育てグループを作り、住民同士の支え合いができることを目標にします。これが、地域診断を行ってから事業化するまでの道のりの一部です。個人と集団の支援を基に、受け持ちの地域をアセスメントし、地域保健活動計画を立て地域保健活動を行います。ここで重要になるのは、地域での保健活動は、住民とともに力を合わせ健康な町を作ることです。

表１　千葉県保健師のキャリアラダー

期	経験年数：職位目安	育成するコア能力
管理者	課長	保健福祉分野における対応策のシステム化
管理期	21年～：主査・副主幹	事例、保健事業に対するスーパーバイズ
中堅後期	16～25年：主任保健師	リーダーシップを発揮した活動の推進・評価
中堅前期	4～15年：技師、主任保健師	集団、地域を視野に入れた組織的対応
新任期	2～3年：技師	1、個人家族・集団への責任ある対応 2、職場適応と保健師としてのアイデンティティー
新任者	1年：技師（新任）	

千葉県健康福祉部健康づくり支援課：千葉県保健師活動指針表１より引用[4)]

人材育成（現任教育）

行政の人材育成のためのキャリアラダーやプリセプター（先輩相談役）制度は病院と同様にあり、千葉県保健師のキャリアラダーを例に示します（表1）。各期に母子・精神・感染症・介護・高齢者・成人健康支援など専門技術や知識、キャリアや管理業務などの研修を行い、さまざまな住民の健康課題を解決する能力を身につけます。中堅期に入るまでは、対人サービスを通じて個別支援ができること、中堅期以降は保健福祉行政を総合的・多角的に対処できることを目標にしています。多くの都道府県や市町村は、保健師の人材育成のためのキャリアラダーがあり、ジョブローテーション（職場の異動）を定期的に行い、行政保健師として熟練していきます[4)]。

事例② 産業保健師

中川明美さんは看護専門学校を卒業し、保健師養成学校に進学しました。看護師として小児科病棟に5年勤務した後、夫の転勤で退職しました。その後、地方と都市部の夫の転勤があり、育児を中心にしていたためパートや非常勤の保健師として、病棟での経験も活かせる母子健康相談や保健所の住民サービスをしていました。育児の手が離れた後は、企業の健康保険組合で産業保健師の正社員になり、健康診断の企画や評価・保健指導などを行っていました。いきなり一人の職場でしたが、事務職上司などから保健事業の企画立案や予算の立て方などの助言や支援を頂きながら、会社で働く一員として必要な管理能力を身につけていきました。その後、さらにキャリアの幅を拡げるために2回転職しメンタルヘルス対策も担当しました。管理職に就くまで、事務職からの助言を実行したり、経営者会議で保健活動の計画や報告をする際に、会社役員からの信用を得るなど、社内の人と積極的に関わりました。また、一般社員とともに各部署の代表者で構成する"健康づくり委員"を作りました。社外活動では、ボランティアで保健師勉強会の手伝いをするなかで産業保健師仲間も増えました。

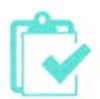

中川さんのコメント

産業保健師の少数の職場では、社外の勉強会などで相談できる産業保健仲間づくりが必要になります。そして、社内で関わった人との関係を大切にし、社内に保健師ファンを作り、協力して下さる社員がいることが重要になります。

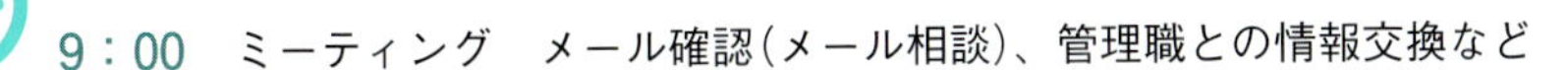

中川さん：ある日のスケジュール

9：00	ミーティング　メール確認（メール相談）、管理職との情報交換など
10：00	産業医来社、健診データ判定作業
11：00	産業医と社内巡視
12：00	昼食休憩（手作り弁当）
13：00	健康づくり委員と打ち合わせ
14：00	関連部署とのメンタルヘルス対応打ち合わせ
15：00	健康相談（予約なしフリー相談）・保健指導・記録・継続支援計画立案
16：00	健診データ判定処理・判定に基づく従業員への保健指導など ・必要時、面接結果の申し送り（職場関係者など） ・管理職との情報交換など
17：00	日報記録
17：30	退社

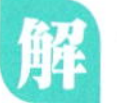

解説

産業（職域）という職場

産業保健師は、大企業の常勤職が多く、所属する部署は、企業の人事室・健康管理部門や保健室・健康保険組合などです。対象は労働者のため、おおよそ健康です。しかし、がん治療中や心臓にペースメーカーを持つ方、心身に障がいをもつ方、家族の健康相談などの対応に、さまざまな専門知識や健康支援が必要です。そして、有害な化学物質や危険を伴う職場は、命に関わる場所でもありますが、産業医は非常勤（月1回程度）も多く、けがや急病者をはじめ、さまざまな対応に保健師が判断する場面もあります。また、従業員50名以上の職場に置く義務のある衛生管理者として活躍する人もいます。

平成26年（2014年）の産業保健師は4,037名ですが[1]、実数はこれより多いと予測されます。産業保健師1人当たりの担当人数は100～1万人単位とさまざまです。対象になりうる労働者は、6,466万人（平成28年12月就業者数）[5]と日本の人口の約半数です。労働者数と産業保健師数の単純な計算割合では、労働者約1万6千人に産業保健師1名です。対象年齢である成人期は生涯で最も長く、病気予防には重要な時期ですが、産業保健を担う人材は少なく、労働者全体に産業保健サービスは行き届いていない現状があります。産業保健サービス格差は日本の大きな課題といえます。

保健活動の特徴として、職業性疾患や作業関連疾患※2か生活習慣病の予防のいずれか、または複合的に関わるか、事業所により違いがあります。職業性疾患や作業関連疾患の予防は、作業環境管理（労働環境の測定など）・作業管理（仕事のマニュアルなど）・健康管理の三管理が必要になります。例えば、製造現場などで起こりやすい「転倒事故」は骨折や死亡につながることもあります。転倒予防の健康管理には、作業前の準備体操や高年者の足腰の筋力維持などを産業保健師が健康教育を実施します。ほかに、現場で必要な予防対策は、作業

※2 ①職業性疾患（職業病）：特定の仕事に従事している人がなりやすい病気。②作業関性連疾患：仕事が起因しておきる体や心の病気。

場を滑りにくくするための作業環境管理や、足元の不安定な場所に絵や文字で注意喚起するなどの作業管理になります。産業保健師は、健康管理のみを切り分けず、現場で働く人と一緒に三管理を作る視点が重要になります。

また、職場に医療職はほとんどいないため、上司は、事務職が多いです。事務系職員と同様に、企画・評価や予算管理・関連部署の調整業務やマネージメントなどの専門以外の技術も求められます。看護・保健の知識や技術がある人も、初めて産業保健へ入るときは、専門以外の技術を一から学ぶ覚悟のない人は産業保健師には向かないでしょう。医療職が自分一人の職場であっても、産業保健師の独自業務として、その職場に合った保健サービスの方法を切り開き、確立していく強さが求められるため、その分やりがいは大きいでしょう。

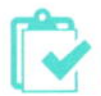 産業で積むキャリア

産業保健師になるには

産業保健師は、職場に一人の配置もみられます。平成27年(2015年)日本看護協会の調査では[3]、所属組織に1名のみが27.4%と3人に1名が一人職場です。では、卒業してすぐに1名のみの職場で仕事ができるのでしょうか？

産業保健師になる前に、約80%の人が病院や自治体などの経験後に事業所(企業など)に転職していました(表2)。さまざまな看護の経験を積んだ後、一人配置の職場でも対応できる技術を身につけているようです。石田[6]の調査では、産業保健師のキャリアの傾向は、一つの事業所(企業)で社内異動するタイプと、転職していくタイプのあることがわかりました。

社内異動のキャリア

保健師が複数いる職場は、一般事務系職員と同様に転勤もあります。管理職

表2　産業保健師のキャリアパス

職型	一企業型	移動型					合計
	1事業所のみ	複数事業所	病院→複数事業所	病院→自治体→事業所	自治体→事業所	事業所⇔病院等	
該当人数	8	6	13	3	6	4	40
割合%	20.0	15.0	32.5	7.5	15.0	10.0	100

石田佐地子：産業保健師のキャリアデザインより引用[6]

になった産業保健師では、地方の工場や支部から本社や本部に転勤し、事務系職員と一緒に試験を受け、課長や部長に昇格しています。メリットは、数年ごとに事務系職場・工場など現場系職場など、さまざまな担当職場を経験してキャリアの幅を拡げられることや人材育成体制などもあることです。

転職のキャリア

産業保健師の少数職場の場合、さらに難しい仕事への挑戦など、ワーク重視の理由で転職する人もいます。また、出産・育児・介護・家族の転勤などライフイベントに重点をおいた時期は、パートや非常勤など負担の少ない仕事に就いている傾向がみられます。

産業保健師のワーク・ライフ・バランスは、夜勤がなく土日・祝日・年末年始などの連休も確保されるため図りやすいといえます。所属組織に、医療職の教育制度のない場合もあり、関連の学会の日本産業衛生学会、日本産業保健師会、日本産業精神保健学会などで学習し、産業保健の仲間を作ることを奨めます[6)]。

産業保健師の技能

個人の保健指導や職場巡視でのヒアリングと全員の健康診断結果から、事業所全体を分析し、個人と集団の健康課題を見つけ、産業保健活動を行います。

平成27年(2015年)日本看護協会の調査では、産業保健師として多く関わる業務には、「各種健康診断と事後措置支援」「メンタルヘルス対策」「特定健診と特定保健指導」「生活習慣病対策(喫煙・睡眠含む)」「健康増進活動」の順となっています。このうち、生活習慣病とメンタルヘルス対策について解説します。

生活習慣病予防対策の例として、従業員5千人の製造業で全国にある工場の健康診断結果を分析すると、九州と関東のある工場に血圧の高めの人が多くいました。対象の工場で個別に保健指導した結果、いずれも塩分摂取の多いことがわかりました。九州の工場の社員食堂の味付けは濃く、各家庭でも刺身醤油で煮付けるなど濃い味付けの習慣の者が多く、関東の工場は、昼食時や休み時間にお茶と一緒に多量の漬物を食べる習慣がありました。この場合、健康づくり委員と一緒に対策を考え、高血圧の予防に減塩教育のポスターを作り、社員食堂の塩分濃度を適正にすることで、減塩に慣れていくことを目標にします。

メンタルヘルスケアにおいて留意することは、対象が職場で立場が悪くならないように、場合によっては、職場へは個人情報を守るために、部分的な情報開示に留めることや、職場との連携や調整などの技術が必要になります。しかし、メンタルヘルスのなかでも自傷他害や仕事により病気が悪化する恐れのある場合は、対象の命や安全を守るために、個人情報より安全(健康)配慮義務を優先せざるを得ない場合もあります。その判断や本人から同意を得るには、十分な配慮や技術が必要になります。従業員50名以上の事業所に平成27年(2015年)12月よりストレスチェック制度が義務化され、メンタルヘルス不調の予防の健康支援を確立することや、メンタルヘルス予防の効果が高いとされる集団分析と職場環境改善への働きかけなどが、産業保健師に求められています。ストレス関連性疾患[※3]か、生活習慣病か、その両方の予備軍か、心と体を切り離さず健康課題を分析し、心身両面の健康支援が必要な時代となりました。

元気に働く人と職場づくりは、社会や経営課題でもあります。職域である産業保健の課題解決には、健康づくり委員などとともに一般職員の人が、主体的な健康行動がとれる組織風土を作ることが鍵となります。そのために、産業保健師は、専門知識の情報提供や職場の調整役になるのが理想でしょうか。

保健師の独自業務

保健師助産師看護師法では「保健師とは厚生労働大臣の免許を受けて、保健師の名称を用いて保健指導に従事する者をいう」とあります。保健指導は、健康教育や健康相談も含みます。具体的には、主治医や病気をもたない人への保健指導は、独自の判断も求められる資格ともいえ、それだけ重大な責任もあります。

保健師と看護師の違いは二つあり、一つめは集団への働きかけです。個人の支援とともにその人が属する集団の環境や健康度も調べます。対象の集団を知るために、世界と日本・都道府県と市町村別・性別・年齢・居住別など、さまざまな集団と比べ健康の程度を知り、全体の健康維持や増進につなげることです。

※3 ストレスが関係する病気。気管支喘息や過換気症候群、高血圧·狭心症や心筋梗塞、胃十二指腸潰瘍、メニエール病、顎関節症など、ほかにも多岐に関係する。

二つめは、病気予防という観点です。臨床は、自ら医療や福祉サービスを希望する人を対象にします。一方、病気の予防は、保健サービスの希望のない場合もあります。例えば、糖尿病予備軍の血糖値の高めの人に、発病のリスクや生活習慣の改善の理解を促す動機づけの保健指導により、糖尿病の合併症である脳梗塞や人工透析・失明などの重大な病気に進行させないことです。職域と地域が連携する保健活動の事例はまだ少ないですが、家族でお菓子を食べ過ぎる子供の生活習慣は、母子保健や学校保健の健康教育から始まり、成人期の産業保健で生活習慣病の予防ができたら、地域へ戻った高齢期の福祉や地域保健活動では健康な高齢者が寝たきりにならない介護予防へと、予防の好循環ができます。生まれてから寿命までを行政・産業・福祉・医療・教育の5領域の保健活動が切れ目なく連携できれば、健康な国の理想の形となるでしょう。そして、病気の予防は将来の医療費を抑えることにつながり、日本の経済に大きく影響します。保健師はその役割を担う一員であり、大きな魅力でもあります。

（石田　佐地子）

<引用文献>

1. 厚生労働省：平成26年（2014年）衛生行政報告例（就業医療関係者）の概況
2. 厚生労働省：平成28年度（2016年）保健師活動領域調査（領域調査）の結果
3. 日本看護協会：保健師の活動基盤に関する基礎調査報告書．平成27年(2015年)3月
4. 千葉県健康福祉健康づくり支援課：千葉県保健師活動指針　千葉県保健師現任教育マニュアル．平成28年（2016年）3月
5. 総務省統計局：労働力調査（基本集計）　平成28年（2016年）12月分
6. 石田佐地子：産業保健師のキャリアデザイン―専門職の管理能力の形成に集点をあてて．日本労務学会誌 11（1）：2009

養護教諭として働く看護職

POINT

養護教諭とは、いわゆる“保健室の先生”のことです。おそらく誰もが自分の通った小学校や中学・高校時代の保健室の先生を思い浮かべ“具合が悪いときにお世話になった”“怪我をしたときに手当てをしてもらった”などの場面を思い出すことができるでしょう。

養護教諭の仕事は、このような緊急時の対応のほかにも学校の年間保健計画に沿った健康診断や保健教育などの企画から準備と実施、その結果を踏まえた健康管理や保健指導、健康相談、環境衛生など、役割はとても広いのです。私たちの記憶に残る“優しい保健室の先生”は、“知性と行動力にあふれた先生”でもあり、学校で過ごす児童・生徒の健康に関与する、なくてはならない存在といえます。

鈴木裕美さん（仮名）のキャリアパス

21歳　大学病院付属の看護専門学校を卒業

↓

21歳　卒業した大学の大学病院に就職
小児病棟に9年間勤務

↓

26歳　勤務しながら通信制大学に3年次編入で入学

↓

28歳　卒業し学士学位および養護教諭免許1種を取得

↓

30歳　X県の教員採用試験に合格し病院を退職、小学校に配属となる

↓

現在 31歳　現在、小学校の養護教諭として2年目 ★

事例

鈴木さんは看護専門学校を卒業後、大学病院の小児病棟で9年間勤務しました。新人看護師の頃は仕事に慣れず苦労しましたが、“3年間はここで絶対頑張る”と心に決め、仲間と励まし合い頑張りました。すると、その3年間が過ぎるころから次第に“さらにもっと学びたい”と思う気持ちが芽生えたのです。もともと子どもが好きな鈴木さんは、小児病棟で働くなかで病院以外の子どもたちの健康問題にも関心が向くようになりました。“子どもたちの健康を維持する環境づくり”や“疾病や障がいをもちながらも地域で過ごす子どもたち”について学びたいと考えるようになったのです。そこで、入職5年目の年に2年間働きながら学び“養護教諭免許1種取得”を目指すという目標を掲げ、通信制大学へ3年次編入での入学を決めました。

こうして始めた2年間の仕事と学習の両立ですが、実は考えていた以上に大変で、途中で何度かくじけそうになりました。しかし、事情を知る職場の上司や同僚に協力や励ましをもらい、何とか目標を達成するまで続けることができました。念願だった養護教諭免許を取得した鈴木さんが次に目標としたのは、公立学校の教員採用試験に合格することでした。この試験の合格が難しいことは知っていましたので、看護師としての仕事を続けながら論文や面接試験に向けた勉強に力を入れてきました。

そして、教員採用試験に合格できたのは社会人枠で受験した4回目のことでした。社会人枠で受験をすると、1次試験の教養科目・専門科目の試験が免除されますが、その分倍率は高くなります。鈴木さんは、3回目まで1次試験で不合格でしたが、ボランティア活動やさまざまな研修に出向くなど、自分のモチベーションを維持し勉強を続けていました。社会人枠では、より個人の資質が重要視されたのだと考えます。X県の場合、社会人枠での受験は一つの職場なら3年、複数の職場でなら5年以上働いた経験があれば受験できました。このようなチャンスは、社会人経験を経たあとに教員になりたいと希望をもつ人にとって貴重です。とにかく諦めずに落ち着いてコツコツ頑張ることで、この難関をくぐり抜けることができたのです。

鈴木さんのコメント

私は現在31歳で養護教諭2年目です。看護師として9年間働き、養護教諭としてA小学校に配属されました。多忙な日々に戸惑うことや、悩むこともまだまだありますが、上司やもう1人の養護教諭に相談することができる現在の職場環境は恵まれていると実感しています。そしてこの環境であれば、近い将来、結婚・出産・子育てを想定しても働き続けやすい仕事だと思っています。それは、時間的に都合がつきやすいとか、仕事が楽だとかではなく、とてもやりがいのある仕事なので頑張り続けられると思うからです。さまざまな家庭で育つ子どもたちには、いろいろな苦労があります。気持ちが落ち込んで、話を聞いてほしくて来る子どももいます。そんなときには、私自身が“役に立ちたい”と強く思います。また、子どもの親からの相談もあるので、これからも私にできる限りの支援はしたいと思います。頑張りたいと強く思える仕事をもつことができているので、家庭との両立もできると思っています。

また、私にとって9年間の看護師としての経験と学びは宝物だったと感じています。養護教諭は看護師の資格をもたなくてもなれますが、私の場合は臨床経験があることでよかったと思える場面が多々ありました。これまで苦労したことが今の自分に還っていると思うからこそ、さらに頑張れます。

鈴木さん：ある日のスケジュール

出勤～：始業前に校内巡視や保健室の準備を行います。

子どもたちが一日安全に過ごし、健康上の問題が起きた際には速やかに対処ができるよう準備をしておくのです。

職員会議ならびに朝の打ち合わせに参加します。

欠席の状況から感染症の拡がりを予見し、周知して対応することもあります。

日　中：体調のすぐれない子どもへの対応。健診データの作成や保健だよりの作成など。

具合の悪い子どもがいれば保健室で休ませたり保護者へ連絡をとるなどします。書類作成やまとめなどの事務的な仕事も多く、養護の合間にこなします。

放課後：話を聞いてほしい子どもが訪れたり、教員との報告・連絡・相談があります。

さまざまな相談にのったり、健康上必要な指導を行うこともあります。
部活や補講時間に怪我や体調不良の子どもに対応することもあります。

（その他：野外活動や体育祭、マラソン大会の日などの行事日では、さらなる業務が目白押しです！保健室の先生はいつも大忙しです。）

解説

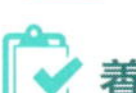

養護教諭が働く職場

養護教諭は、「幼稚園、小学校、中学校、高等学校、中等教育学校及び特別支援学校において、児童・生徒（園児）の養護をつかさどる職員である」と学校教育法第37条12項で規定されています。ただ、「小学校、中学校及び中等教育学校には、校長、教頭、教諭、養護教諭及び事務職員を置かなければならない」（同37条）とあるのに対し、幼稚園および高校では「（養護教諭を）置くことができる」（同27条）という規定となっているため、とりわけ幼稚園に養護教諭の配置が少ないのが現状です（表）。

国公立の学校などの養護教諭は正規採用されており、ほかの教諭と同様の勤務形態となりますが、産休育休などの代替教員として採用される場合には臨時や非常勤の扱いとなることが多いです。また、特に私立の学校にみられやすいこととして、自分の都合に合わせ時短で働きたい場合や、その規模などに合わせフルタイムではない働き方の雇用をされることが多々あり、養護教諭は教員採用試験が難しく働く場所が少ないとの印象をもちやすいのですが、その役割を果たす場所は多くあります。

表　幼稚園で働く養護教諭

・国立幼稚園 49 園のうち養護教諭配置済は 45 園
・公立幼稚園 4,714 園のうち養護教諭配置済は 304 園
・私立幼稚園 8,142 園のうち養護教諭配置済は 78 園

文部科学統計要覧平成 27 年版より引用

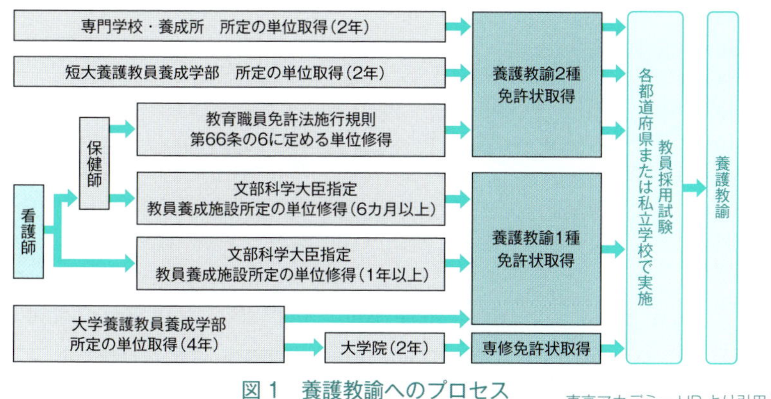

図1　養護教諭へのプロセス　東京アカデミーHPより引用[1)]

養護教諭の仕事

養護教諭は、救急処置、健康診断、疾病予防などの保健管理、保健教育、健康相談活動、保健室運営、保健組織活動などを行っています。昨今のさまざまな健康課題の対応にあたり、学級担任、学校医、スクールカウンセラーなどと学内における連携を図るとともに、医療・福祉に関わる地域の関係機関や専門職との協働においてコーディネーターの役割を果たす必要があるのです。

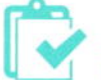 養護教諭として働くキャリア

養護教諭の免許状の取得のしかた

養護教諭になるためのプロセスを図1に示します。普通免許状には、「1種免許」と「2種免許」があります。4年制大学の教員養成系の養護教諭養成課程または指定の看護系大学などで所定の養護と教職課程での単位を修得すると1種免許が得られます。短期大学や専門学校において同じように単位を修得すれば2種免許が得られます。また、保健師免許を取得した時点で既定の単位が修得されていれば2種免許が得られます。

また、看護師の資格を有する者が4年制大学の3年次に編入し1種免許を取得することや、保健師免許を取得しながら規定科目修得がされれば2種免許を取得することが可能です。鈴木さんはこのような方法で、しかも通信教育で働きながら1種免許を取得することができました。このほかにも、看護師が教員

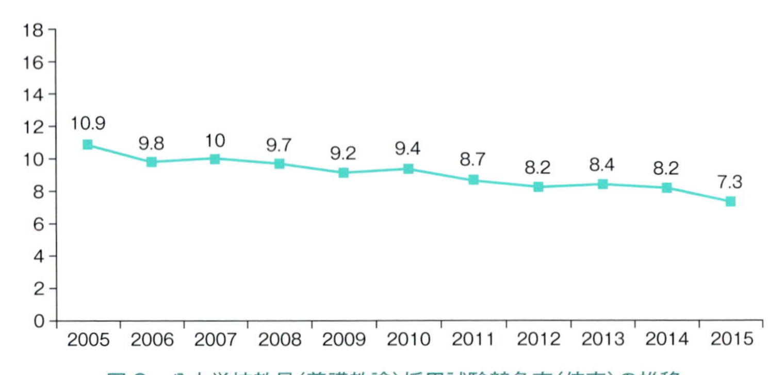

図２　公立学校教員（養護教諭）採用試験競争率（倍率）の推移

文部科学省：公立学校教員採用選考試験の実施状況報告より引用[2)]

養成施設に1年間入学することでも養護教諭1種免許の取得が可能です。

養護教諭に関心があり、その進路について“けっこう探るとある！”と思われた方は、是非挑戦してみてはいかがでしょうか。

養護教諭になるための採用試験

養護教諭として公立学校の教員（幼稚園・小学校・中学校・高校・特別支援学校）になるには、所定の免許を取得（もしくは取得見込）し各都道府県（市）教育委員会が実施する教員採用試験に合格しなければなりません。私立学校については、各学校で実施される教員採用試験に合格しなければなりません。

養護教諭採用試験倍率を図２に示します。養護教諭採用試験の受験者数が増加傾向にあるため難関といわれており、例年倍率が高く合格するまでの道のりが険しいことがあります。しかし、採用される数や難易度は、各自治体や年度によっても異なります。鈴木さんのように、社会人枠で受験し合格する道も開けているので、よく調べ、諦めずに挑戦することが大切です。

まとめ

養護教諭が子どもの現代的な健康課題に適切に対応していくためには、常に新しい知識や技術を修得していく必要があります。そのため、国レベルの研修会として全国養護教諭研究大会が行われ、各都道府県レベルの研修も適宜行われるようになってきました。これまで不十分といわれていた新人養護教諭に対する研修が検討され充実した内容となってきました[3)]。子どもの心身の健康課題が複雑かつ深刻の度合いを深めており、養護教諭以外の教員全体に対しても研修の充実が図られるようにもなっているのです。

また、虐待やいじめの早期発見と対処にも細心の注意を払う必要があり、養護教諭の役割は前にも増して期待されるようになりました。養護教諭としてのキャリアの積み重ねが、重大な事件や事故の防止につながることになります[4)]。教員として日々自己研鑽を積むことは当然のことですが、これらによって、次第に力量が増し、さまざまな状況に対処できるようになることは、養護教諭としての大きな喜びになるでしょう。

（荻原　康子）

<引用文献>

1. 東京アカデミーホームページ：www.tokyo-ac.jp/exam/process/nurse/page6.html（2017.3.7 アクセス）
2. 文部科学省：公立学校教員採用選考試験の実施状況報告． 2007-2016
3. 中央教育審議会：子どもの心身の健康を守り，安全・安心を確保するために学校全体としての取組を進めるための方策について（答申）．2010
4. 全国養護教諭連絡協議会：養護教育の職務に関する報告書． 2014

看護教員として働く看護職

POINT

高齢化や疾病構造の変化により、看護職の需要は今後も高まることが予測されています。看護職を目指す人の確保と質の高い看護教育が重要視され、それに伴う看護教員の需要もまた増しているのです。看護教員になりたいと考える人には、自分が看護師として働いた経験をもとに看護教員として後輩を育ててみたいと考える人や、実習指導者として学生に指導した経験から看護教育へ興味が湧いた人など、その動機はさまざまです。また、看護教員の仕事は看護職にとって比較的実現しやすい進路の一つです。

看護基礎教育機関に複数の課程があるように、看護教員もさまざまなコースがあります。また看護系大学か看護専門学校かによってなり方が違うため、自分がどこで看護教育に携わるのかをイメージして進むことが大切です。どちらの教育課程でも看護教員の役割や仕事には“大変さ”がないとは言えません。しかし、学生とともに学ぶ環境は、何より大きな魅力です。

斎藤美奈子さん（仮名）のキャリアパス

21歳　大学病院付属の看護専門学校を卒業

↓

33歳　卒業した先の大学病院に就職し 12 年間勤務し退職
A 県の看護教員養成講習会を受講

↓

34歳　看護教員養成講習会を修了
講習会と同県の 3 年課程看護専門学校に専任教員として就職

↓

現在 36歳　**専任教員 3 年目として勤務中**

事例

斎藤さんは大学病院の看護専門学校を卒業し、同じ大学病院に就職しました。初任配置部署の小児病棟で７年間働き、次に血液内科病棟で5年間、計12年間勤務しました。このうち後半の5年間は実習指導者となり実習学生と関わり指導をしてきました。斎藤さんは誠実で優しい人柄なので、学生は過緊張にならず良好に実習を進めることができました。ときに厳しい面があっても、それが学生にとって納得できる内容なので、学生は“指導してもらってよかった”と心から思えました。斎藤さんは学生一人ひとりに気配りをしながら、熱心に指導をするとても素晴らしい指導者でした。

こうして実習指導者として経験を積むなかで斎藤さんは“何か勉強をしてキャリアアップを図りたい、看護教員になることも考えたい”と考えるようになりました。そこで、病棟に実習生の付き添いとして来ていた教員に相談をしたところ、教員の“ぜひやってみて！斎藤さんは指導者として素晴らしい。教員になっても力が発揮されると思います”との言葉に、“よし、看護教員になろう”と思ったのです。このことを家族や友人に話すと、みんなが賛成してくれたこともあり、斎藤さんは病院を退職しＡ県の看護教員養成講習会を受講することにしました。講習会は約1年間でしたが、この間は久しぶりに学生になり、昼夜を問わず猛勉強しました。思った以上に“キツイ”と感じることが多かったのですが、何とか頑張り修了しました。

斎藤さんは受講時にまだ就職先を決めていませんでしたが、修了後は同県の看護専門学校で働く意向を示していました。ちょうど教員に空きがでた看護専門学校に就職し、専任教員として働き始めました。新人の看護教員でしたが多くの業務を任され、授業準備と実習指導などに連日追われながらも、明るく素直な学生たちのひたむきさに自分が励まされ、頑張ることができました。

看護教員として3年目となる斎藤さんですが、現在も同じ専門学校で働いています。

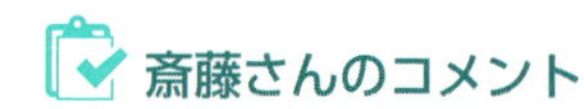

斎藤さんのコメント

病棟では、看護業務の合間に学生を指導していましたから、看護教育のことはよくわかりませんでした。教員として働いてみて、こんなにも多くの教育活動があったのかと看護教育の内容の広さに改めて気づかされたのです。看護教員になってから、ずっと忙しい毎日に変わりはないのですが、少し仕事に慣れてきました。私が入職した年の入学生が間もなく看護師国家試験を受験します。何とか全員合格することを願いつつ、指導やフォローに余念がありません。

斎藤さん：ある日のスケジュール

出勤～：・授業や演習がある日には早めに到着し、資料の印刷などの準備。
・授業や演習がない日でも、ほぼずっとパソコンに向かい、その準備や業務の企画、計画などを行う。

日　中：・会議や打ち合わせがいくつもある。授業や演習のほかに臨地実習のことにかなりの時間を費やす。1日のうち空いている時間帯には、これらの会議やそのための資料作成、まとめの作成の仕事が入る。
・学生指導は、昼休みや放課後が多いが、内容は面談や学習指導、健康指導など多岐にわたる。

放課後：・1日のどの時間帯にも、学外打ち合わせや会議が入り、内容としては臨地実習に関連することが多い。

解説

看護教員が働く職場

卒業すると看護師国家試験の受験資格が得られる“看護基礎教育機関”を大きく三つに分けると次のようになります。

- 看護系大学／短大
- 看護師養成所（3年課程、2年課程の看護専門学校）
- 高校（看護科）

全国にあるこれらの大学や学校の数、学生やそこで働く看護教員の人数を表に示します。

表　看護基礎教育における課程別 1)

管轄	教育機関	学校数※1	専任教員数※2	1学年定員数※3
文部科学大臣指定	大学	246	(7,872)	21,394
	短期大学	22	(462)	1,930
	専門学校 (文部科学省所管専修学校。すべて3年課程)	11		980
	高校(5年一貫校)	76		4,135

※1, ※3　文部科学省高等教育局医学教育課看護教育係調べをもとに作成。

※2　文部科学省高等教育局医学教育課看護教育係によれば、専任教員数を公表情報としてとりまとめていない。よって、本書では、おおよその概要を知る目的で大学と短大についてのみ、大学では8領域（基礎、老年、成人、精神、母性、小児、精神、公衆衛生）に各4名、短大では公衆衛生学を除いた7領域に、各3名の教授、准教、講師、助教が所属すると仮定し計算したものを（　　）に記載した。

管轄	教育機関	学校数※1	専任教員数※2	1学年定員数※3
厚生労働大臣指定 都道府県知事指定	看護師養成所 3年課程 (保健師・看護師統合カリキュラムを含む)	548	6,154	28,282
	看護師養成所 2年課程	176	1,376	9,765

※1, ※3　看護師等学校養成所入学状況及び卒業生就業状況調査をもとに作成。

※2　厚生労働省医政局看護課調べによる、保健師助産師看護師法施行令第14条の規定に基づく報告の集計結果をもとに作成。

厚生労働省医政局看護課調べをもとに作成（平成28年4月現在）

 看護系大学と養成所の違いと看護教員になるための要件（図）

看護系大学の教員になるためには

「学校教育法」「大学設置基準」に取得した学位、研究業績、教育歴、専攻分野についての経験・活動などの要件が定められています。とりわけ新規に設置される大学については、教員一人ひとりに対してもこれらの要件が満たされているかどうか、文部科学省および大学設置・学校法人審議会による審査が細かく行われます。教員のことのほかにもさまざまな理由で、審査結果によっては設置が認可されなかったり、認可が保留になることもあります。

大学教員への道は、まずは実務経験を積むこと、そのうえで大学では学士を、大学院では少なくとも修士を得ることです。教授や准教授になるには、博士まで得ることが一般的ですが、学位だけでなく研究実績や業績が必要なことはいうまでもありません。大学教員となるためには資格でなく、学位が必要になる

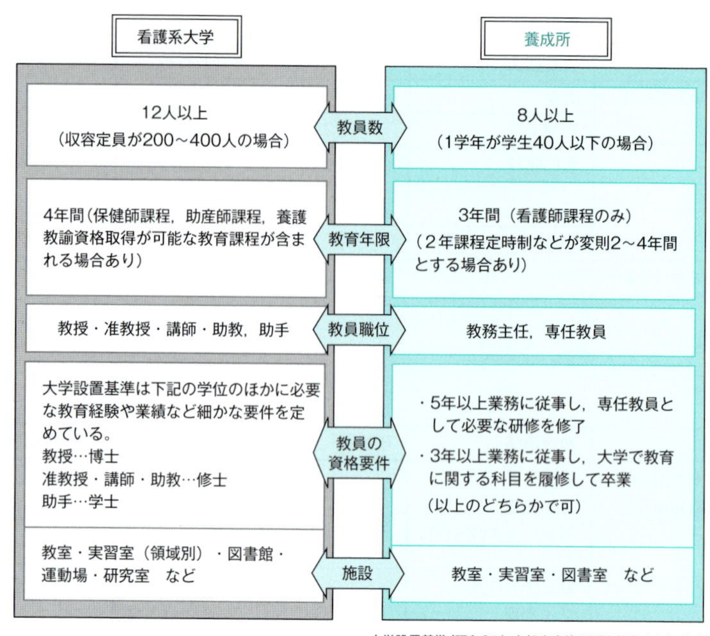

看護系大学		養成所
12人以上 （収容定員が200～400人の場合）	教員数	8人以上 （1学年が学生40人以下の場合）
4年間（保健師課程，助産師課程，養護教諭資格取得が可能な教育課程が含まれる場合あり）	教育年限	3年間（看護師課程のみ） （2年課程定時制などが変則2～4年間とする場合あり）
教授・准教授・講師・助教，助手	教員職位	教務主任，専任教員
大学設置基準は下記の学位のほかに必要な教育経験や業績など細かな要件を定めている。 教授…博士 准教授・講師・助教…修士 助手…学士	教員の資格要件	・5年以上業務に従事し，専任教員として必要な研修を修了 ・3年以上業務に従事し，大学で教育に関する科目を履修して卒業 （以上のどちらかで可）
教室・実習室（領域別）・図書館・運動場・研究室　など	施設	教室・実習室・図書室　など

大学設置基準（昭和31年文部省令第28号）等をもとに作成

図　看護系大学と養成所の違いと看護教員になるための要件
大学設置基準（昭和 31 年文部省令第 28 号）等をもとに作成

のです。大学院前期（修士）課程は2年間、大学院後期（博士）課程は3年間というのが履修期間の目安ですが、さらに長い年月を要する場合もあります。なかなか険しい道ですが、働きながら学ぶ看護職も多く、互いに励まし合いながら頑張る光景がみられます。

また、大学教員を目指すのであれば、さまざまな学会に所属し見分を広げておくことや、常に意欲的かつ研究的な姿勢であることも大切です。また、学費や生活費などの経済面、仕事と両立するための職場への相談など、計画的に準備をしましょう。

養成所（看護専門学校）の教員になるためには

厚生労働省が認定した各都道府県の看護協会や福祉保健財団などが実施している看護教員養成講習を受講する必要があります。期間は8カ月～1年間の通学制で20～30万円程度の学費がかかります[※1]。看護教育に必要な多岐にわたる内容の講義や演習、教育実習などを学修する1年間は、厳しくも奥が深いものです。しかし、各都道府県においては講習会の定員を毎年オーバーするところや、定員に満たないなどの理由で実施しない県もあり、希望者が地元で受講できないなど不便な面もあるようです。また、看護教員養成講習受講を前提に、看護専門学校に事前に教員として採用される人も多く、受講後の就職の意向が未定である場合は受講がしにくいといえます。ほかには通信制で看護教員になるための課程を設けている大学などもあります※2。

高校の看護教員になるためには

高等学校教諭の免許を取得する必要があります。「高校教諭(看護)専修免許」は、指定の大学院卒業(修士)と教諭免許取得に必要な単位数により申請します。「高校教諭(看護)1種免許」は、指定の大学卒業(学士)と教諭免許取得に必要な単位数により申請します。高校教諭(看護)免許に必要な単位がある大学・大学院は少ないのですが、文部科学省のホームページに一覧が掲載されています。ほかにも看護師の経験年数により交付がされる「特別免許」や期間限定で働く「臨時免許」などがあります。特別免許は、都道府県の規定をクリアすれば普通免許に準ずる教員免許状公布となり、臨時免許は更新回数の制限がなく、助教諭として継続して働くことができます。高校の数が決して多いわけではないため狭き門との見方がありますが、教員の不足が伝えられています。

看護教員として働くキャリア

2010年(平成22年)に報告された厚生労働省の「今後の看護教員の在り方に関する検討会報告書」によると、今後の看護教員に求められる能力とは、①教

※1 平成22年に厚生労働省から出された講習会の実施要領によれば、原則として34単位(855時間)以上を修得しなければなりません。ここでの学費は受講料であり、ほかに教材費、実習費などがかかります。また、実施地域や講習会によっての差があり、県外者ではさらに割高になるなどの場合も多くあるようです。通学している間は休職したり、退職する受講生が多いです。事前にかかる費用をよく調べておく必要があります。

※2 2016年現在、厚生労働大臣から教育訓練給付制度の対象に指定がされており、受講料の20%で上限10万円が戻ります。

育実践能力、②コミュニケーション能力、③看護実践能力、④マネジメント能力、⑤研究能力、であるといわれています[2)]。これらについて少し説明を加えます。①は、時代に合わせたカリキュラムの作成や専門領域以外との関わりを意識した教育を展開する能力が求められています。②は、さまざまな背景をもつ学生との関わりはもちろん、実習施設などとの協働に向けたスキルが重要であるということです。③は、最新の知識と確かな看護実践力をもつ看護師である教員が必要であることが示され、④は、組織目標の達成に向けリーダーシップが発揮できる能力が求められています。この③と④についていえば、“看護師として働いた経験”がその能力の基であり、看護教員になってから幾度となく“看護師だった自分”に立ち戻る機会を経て、よりパワーアップしていくのではないでしょうか。⑤は、④と同様で看護師としての研究態度がさらに磨かれることで、学生に“研究は面白い”と感じさせる指導が可能になるかもしれません。看護教員は、この①～⑤の能力が求められていることを十分認識し、自らの資質向上に努力しなければなりません。だからこそ教員は学生に「先生」と呼ばれるのです。

看護教員として働くキャリアは、それ以前に看護師として働いたキャリアを支えに、ずっと学び続けながら積み重ねていくものではないでしょうか。ある人は看護専門学校の教員として進み、またある人は大学や大学院修了の機会に大学教員を目指し、看護専門学校から大学へ移る教員も多くいます。看護教員としての働き方、生涯学び続ける方法はさまざまにありますが、自分なりの考え方でキャリアアップが図れることは幸せなことだと思います。

看護系大学はさらに増えるといわれています。看護教員は不足といわれ、その資質の向上が声高に求められています。学生が“こんな看護師になりたい”と思えるような看護教員を目指してみてはいかがでしょうか。

（荻原　康子）

<引用文献>

1．厚生労働省：看護師等学校養成所入学状況及び卒業生就業状況調査．2016．http://www.e-stat.go.jp/SG1/estat/List.do?lid＝000001161444（2017. 1. 24 アクセス）
2．厚生労働省：今後の看護教員のあり方に関する検討会報告書．2010．http://www.mhlw.go.jp/shingi/2010/02/s0217-7.html（2017. 1. 24 アクセス）

Part 4

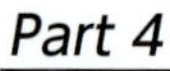
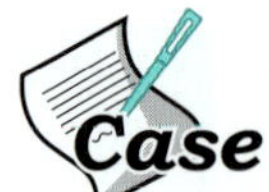
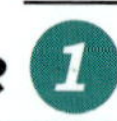

Part 4

Case 1 2 3 4 5 6 7

再学習する看護職 ～大学院進学～

POINT

看護は専門職であり、専門職には社会の変化に応じた高度な専門的知識と技術、これらを日々の業務に適用できる高い能力の発揮が求められます。それゆえ、専門職には生涯、学習し続ける責任があります。また、専門職はその学術的基盤を発展させる責任も担っています。つまり、看護師は学び続け、看護学という学問を発展させていく責務を担っているのです。大学院進学というキャリアは、個人の能力発揮と学問の発展という二つの責務を果たすための一つの手段であるといえます。大学院は、修士課程（博士前期課程）と博士課程（博士後期課程）という二つの課程から成ります。日本の看護系大学院は 1996 年（平成 8 年）頃から増加し、2016 年（平成 28 年）現在、修士課程 163 校、博士課程 87 校となっています※1。

井上めぐみさん（仮名）のキャリアパス

22歳　関東近郊の国立大学看護学部を卒業

↓

22歳　A 大学病院に就職。消化器外科病棟 6 年、混合外科病棟 4 年勤務
その間にプリセプター 2 回、プリセプターリーダー 1 回、チームリーダー、実習指導者を経験

↓

30歳　結婚。勤務形態を変えずに就業継続

↓

32歳　大学病院を休職し、看護系大学院修士課程（博士前期課程）に進学

↓

34歳　看護系大学院修士課程（博士前期課程）を修了し、混合外科病棟に復職

↓

現在 35歳　教育担当部署に異動し、院内研修の計画、実施、評価などを行う 

事例

井上さんは国立大学看護学部を卒業後、病院見学会で院内研修制度が充実していると感じたA大学病院に就職しました。初任配置部署の消化器外科病棟で6年、その後は混合外科病棟で4年間勤務し、プリセプター、プリセプターリーダー、実習指導者などの役割を果たしてきました。人の成長をともに喜べる楽しさを感じる一方で、井上さんは“人に教えること、人を育てること”に難しさを感じていました。

臨床実践のなかで後輩や学生の指導にあたるうち、“人に教えること、人を育てること”に興味をもった井上さんは、人材育成に関する書籍を読んだり、院内外の研修に参加したりするようになり、少しずつ知識がついてきた実感があると同時に、物足りなさを感じていました。その頃、大学院に進学した同級生に偶然再会し、大学院進学という道があることを知りました。病棟師長に相談したところ、院内に進学のための休職制度があり、利用してはどうかと勧められ、夫も「やりたいなら頑張ってみたら？　僕も協力できるところはするし」と背中を押してくれました。仕事と受験勉強の両立は大変でしたが、井上さんは仕事と家庭を両立しながら働き続けたい、働き続けるのであれば興味のある分野で専門的な知識を身につけたいという思いが強く、頑張ることができました。そして、無事に大学院に合格しました。院内の休職制度も利用できることが決定し、2年間休職して大学院へ通い始めました。

しかし、大学院に通い始めてすぐ、井上さんは思い描いていた大学院と実際とではいろいろなことが異なり、戸惑いを覚えました。

大学院では、授業はもちろんですが、“研究”を行うことがメインになります。井上さんも授業と並行して、もともと興味のあった“臨床現場で働く看護師の育成”に関するテーマで研究を進めました。紆余曲折があったものの、当初の予定通り2年間で修士論文を提出し、修士号を取得しました。現在は、職場復

※1 一般社団法人 日本看護系大学協議会 平成28年度会員校（大学院一覧）をもとにカウントした。
http://www.janpu.or.jp/campaign/file/glist.pdf

帰し大学院での研究や学びを活かして、院内の教育担当部署で手腕を発揮しています。

 井上さんのコメント

はじめてプリセプターの役割に就いたときには、とにかく担当になったプリセプティに育ってほしくて、一緒に振り返りをしたり、勉強したり、できることを全てやりたい、やってあげたいと思って接していました。でも、自分の思いがプリセプティになかなか伝わらなかったり、先輩からは手をかけすぎではないかとアドバイスをもらったりして混乱してしまうこともありました。悩み続けた1年だったと思いますが、自分の担当するプリセプティが成長していく姿を間近でみることができて、とてもやりがいを感じたことを覚えています。そのあと、プリセプターリーダーや実習指導者、チームリーダーの役割を担うなかで、“人に教える、人を育てる”ってそもそも何なのだろうと考えることが多くなりました。そして、後輩たちをどのように支援したらよいのかということについて知りたいと思うようになりました。

入学する前は、大学院に通って授業を受けさえすれば、私が知りたいことを教えてもらえると思っていました。もちろん、大学院の授業では理論などを学びます。でも、それは私の考えていた授業とは違っていて…。大学院の授業の多くでは、国内外のさまざまな論文や本を読んだり、先生方やほかの受講生と議論をしたりしながら、自ら知識や理解を深めていくことが求められました。何というか…、教えてもらって学ぶというより、主体的に学ばないと学べない環境だったのです。議論やプレゼンテーションを行う授業が多く、もともと人前で話すことが苦手だった私はこれもまた苦労しました。しかも、私が経験してきたことを話すだけではダメで、それを裏付けるような知識や理論が必要で…とにかく、さまざまな勉強が必要でした。家事をしながら勉強をするというのは本当に大変でしたが、自分がどんどん吸収できていることもわかって、先生に“よく調べてきたね。経験と理論が整理されて、結び付いていてわかりやすかったよ”といわれたときには、本当に嬉しかったです。

進学前も本はたくさん読んで学んでいたと思うのですが、研究論文を読んだ

ことはあまりなくて…まず、研究論文をどう読めばいいのかというところから、本当に初歩の初歩からスタートした感じです。私の場合、一番大変だったのは、研究テーマを決めるまででした。自分のやりたい研究がすでに発表されていないか、本当に自分のもっている問題意識が社会的に問題なのか、研究で明らかになった知見はその研究分野や臨床現場にどのように貢献できるのかなど、検討しなければいけないことばかりでした。しかも、これらを検討するにはたくさんの研究論文を批判的に読む必要があります。論文を探して、見つけて、読んで、まとめて、他の研究や自分の研究テーマと比較して、その繰り返しでした。実務経験から語れることはたくさんありますが、それは客観的ではないということに気づきました。客観的根拠に基づいて、今まで明らかになっていない問いを明らかにしていくことが研究なのだということを学びました。タフな経験でしたが、客観的に物事を捉える力がついたと思いますし、この力は今の仕事にもすごく役に立っています。

でも、正直、つらいこともたくさんありましたし、くじけそうになったこともあります。そんなときに支えてくれたのが夫と大学院の仲間です。勉強時間を確保することで、家事がおろそかになってしまい、迷惑をかけているにも関わらず嫌な顔せず、夫は応援してくれました。前よりも家事をたくさんしてくれて本当に助かりました。それと、ともに励まし合った大学院の仲間の存在は大きかったです。今でも仕事上で困ったことがあると相談したり、愚痴を聞いてもらったりしています。大学院で学んだ2年間は密度の濃い時間で、私にとっては財産です。

井上さん：ある日のスケジュール

6：00	起床、朝食の準備、夕飯の下ごしらえ、夫の弁当作り
7：00	夫と朝食
7：30	身支度、夫が出勤
8：00	大学院へ
8：40	授業
10：30	他授業のグループワーク（発表準備）

12：00　昼食
13：00　授業
14：30　研究活動、研究室の仲間と議論など
16：00　ゼミ
19：00　研究活動
21：00　帰宅、夫と夕食、家事など
22：00　研究活動
25：00　就寝

解説

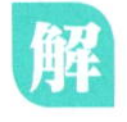

はじまりは臨床現場での問題意識

近年では大学を卒業後、臨床経験を積まずに看護系大学院に進学する人も増えていますが、いまだにその多くは看護師としての勤務経験を数年積んだうえで進学しているといえるでしょう※2。井上さんは、新人看護師指導や実習指導などの経験のなかで、“後輩をどのように育成すればよいのか”ということについて探究したいと思い、大学院に進学していました。働く看護師が大学院進学を志望する主な動機は、自分の専門領域を深める、看護実践能力を向上させる、研究方法を取得するなどといわれており[1)]、井上さんのように自身の臨床現場での実践をより良くするために大学院進学を志望する看護師が多いことがわかります。

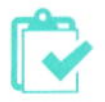

大学院進学と仕事

働く看護師が大学院進学を考える際に悩むことの一つとして、“仕事を続けるか否か”があります。大学院進学には、当然入学金や学費がかかります。2年間通学する場合、国公立の大学院(修士課程)で120 ～ 140万円ほど、私立に

※2 CNS（Certified Nurse Specialist）コースなど臨床経験があることが入学要件となる場合もあります。進学を検討する際には、入学要件を十分確認しましょう。

なれば150～280万ほどになります。生活費のことなども考えると、退職や休職に踏み切る勇気がなかなかもてないというのが現実といえます。

井上さんの勤務する病院のように、進学時の休職制度を導入している病院もありますが、休職中の給与は発生しないことがほとんどです。実際、大学院へ進学を希望する人のなかで仕事を続けながら就学したいという人の割合が65.2%であったとの報告[2)]や、大学院進学を躊躇（ちゅうちょ）する理由として経済的負担をあげる人が最も多かったとの報告[3)]もあります。

一方で、仕事と学修の両立において、時間的制約により学修を深める時間が少なくなっているとの指摘もあり[4)]、休職・退職して学生になるか、働きながら学生になるかは、自身の経済状況やキャリアプランとともに、進学予定先の奨学金制度の有無や内容、長期履修制度[※3]の有無、働いている病院の制度や支援体制[※4]などの情報を集め、総合的に判断する必要があるでしょう。

大学院で学ぶとはどういうことか

井上さんの事例にあるように、大学院には授業と研究という大きく二つの活動があります。井上さんは大学院の授業に主体性が求められるということに気づいたと話してくれました。大学院では、1冊の文献を分担して輪読したり、グループや個人である課題について調べ、発表したり、グループである課題や問題についてディスカッションしたりと、さまざまな形式の授業が展開されます。もちろん、講義形式の授業もありますが、学部よりも受講人数が少ないことが多く、より授業への参加が求められるでしょう。

大学院での学修は、既存の知識を覚えればいいというものではありません。大学院が研究の場である以上、既存の知識や知見に続く、もしくはそれを覆

※3 長期履修制度とは、働く大学院生のために大学院側が提供する制度です。働いていることで学修時間の確保が困難などの事情がある場合、入学から修了までの期間を延長して履修することができます。

※4 休職制度のほか、短時間勤務制度や夜勤免除制度などの制度があります。また、病棟師長の裁量で勤務内容や休日割当を考慮してくれる場合などもあるため、進学にあたっては、上司の協力を得ることも重要です。

すような新たな“知”を創り出さなくてはなりません。受け身の学習者ではなく、能動的な“知”の生産者になることが求められていますので、授業においても積極的な態度が必要となります。私たちが大学までに受けた授業で求められてきたものとは少し違った学びへの姿勢かもしれません。たくさんの資料や論文、本を読んでまとめたり、人前で説得力のあるプレゼンテーションをしたり、時にはほかの受講生と熱く議論をしたりもします。大学院に進学した学生は多かれ少なかれ求められる、このような学習への姿勢に驚くことが多いようです。

研究とは何か

井上さんはインタビューのなかで、“客観性(的)”という言葉を頻繁に使っていました。研究とは、客観的根拠のもとで今まで誰も知らなかったことを明らかにしていくことです。井上さんは自身の経験から“育成”における問題を見出し、それをテーマにして研究をしようと考えていましたが、あくまで、経験のなかでの問いは井上さん個人の私的なものです。それが社会的にも、看護という学問領域にとっても重要な問いでなければいけません。それを立証するためには、その問いにまつわる現状を把握する必要があります。その問いの周辺でどのような研究がなされているのか、社会的な問題とどのように関連しているのかなどを論文や資料文献などから明らかにし、井上さんの“私的な問い”を“客観的な問い”にする作業をしていきます。

“客観的な問い”を設定したあとも、まだ研究は道半ばです。問いを明らかにするためにどの研究方法を採用するか、調査を行う場所(フィールド)はあるのか、調査に協力してくれる人や必要なものは確保できるのかなど、研究が実現可能か、倫理的配慮が十分に行われているかということについても検討していきます。調査終了後には分析を行い、その結果を修士論文にまとめていきます。長く大変な道のりです。それでも挑戦する意味はどこにあるのでしょうか。

井上さんは、客観的に物事をみる力が今の仕事に役立っていると語っています。井上さんは看護師としては一人前、もしくはそれ以上の看護実践能力をもって大学院に進学しました。そのような井上さんでも、物事を客観的にみる力を臨床現場で培(つちか)うことはなかなか難しかったのです。井上さんが得た“物事を客観的にみる力"は、研究を行うなかで常に客観性をもつというトレーニングをしたからこそ獲得できた新たな能力であるといえます。井上さんのように、研究で培（つちか）われた客観的なものの見方をする能力のみならず、研究そのものを行う能力、論理的に考える力、建設的な対話のためのプレゼンテーション力、さまざまな人とディスカッションする力、必要な論文を検索し、情報を得る能力など、大学院で得ることのできる能力はさまざまです。このたくさんの力を武器に変えて実践に活かすことは、"実践に戻る"というキャリアを選択した井上さんだったからこそ実現できたのです。

支えとなる家族、仲間

大学院での長く大変な道のりを一人で乗り越えることは難しいでしょう。井上さんのように家族や仲間の支えを得ることは非常に重要です。大学院では、研究や勉強の時間をしっかり確保しなければなりません。しかし、家事や育児など家庭のことや、家族との時間をもつことも大切です。そのバランスをどうとるかは家族とともに考える必要があるでしょう。

また、大学院の仲間の存在は本当に大きな支えとなります。互いの研究に率直な意見をいい合ったり、苦しい時期には励まし合ったりした「濃密な時間」をともに過ごした仲間との関係は、修了後も続いていくことが多いようです。

まとめ

大学院への進学は決して簡単なものではありません。しかし、得られるものが多いというのも事実です。修士課程修了後に博士課程へ進学し研究職に就くとしても、井上さんのように臨床現場に戻るとしても、修士課程での経験はその後のキャリアをひらく一助になるでしょう。

（保田　江美）

<引用文献>

1. 野澤美江子ほか：文献検討からみた看護系大学院進学に対するニーズと課題．日本看護学会論文集 看護総合 44：313-316，2014
2. 江口秀子ほか：看護職の大学院への進学ニーズに関する調査－A大学の実習関連施設に勤務する看護職を対象に．甲南女子大学研究紀要（看護学・リハビリテーション学編）(5)：203-210，2010

3. 神田清子ほか：看護職のキャリア形成としての大学院進学・人事交流に関する基本調査．群馬保健学紀要 35：11-20，2015
4. 日本看護系大学協議会：平成 25 年度 文部科学省 大学における医療人養成推進等委託事業「教育体制充実のための看護系大学院における教育者養成に関する調査研究」報告書．Retrieved from http://www.janpu.or.jp/wp/wp-content/uploads/2013/12/H25MEXT-project2.pdf.（2016. 6. 20 アクセス）

非正規雇用の看護職

POINT

雇用形態は常勤と呼ばれる正規雇用とパートやアルバイト、派遣と呼ばれる非正規雇用に分類されます。ここでは非正規雇用、そのなかでも、好きなときに、好きな場所で働くことのできる登録型の派遣を取り上げます。

一般的な派遣労働者のイメージは正規雇用で雇用されない人が働いている、いつ解雇を言い渡させるか不安を抱えている、低賃金などといったイメージが強いのではないでしょうか。しかし、看護職の場合はこのようなイメージとは明らかに違っているといえます。みなさんも知ってのとおり看護職は常に人材不足で日本全国どこでも職場はあり、正規雇用される環境にあります。それでは、登録型派遣看護師の事例を通して看護師のキャリアについてみていきましょう。

林 陽子さん（仮名）のキャリアパス

- 21歳　地元の看護専門学校を卒業
- 21歳　都会にあこがれ都内の大学病院に就職。5年間勤務
- 26歳　個人病院に転職。2年間勤務
- 28歳　クリニックを転々とする。5年間
- 現在 35歳　登録型派遣看護師として主に介護施設で2年間働いている

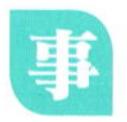

事例

林さんは実家から通える地方の看護専門学校を卒業し、都会へのあこがれから都内の大学病院で5年間勤務しました。大学病院での仕事はハードで休日は寝ることと、先輩から出された課題や後輩指導に費やしていました。勤務して3年目からはリーダー業務に入り、忙しいながら少しでも自分の考えていた看護ができることを夢見ていました。しかし、現実には業務が増え、かなり疲れていました。

そこで、自分の理想の看護を追うため、個人病院に転職することにしました。しかし、ここでは人間関係で悩むこととなり2年間で退職することになりました。その後の5年間はクリニックを転々とし、3年前から派遣看護師として働いています。派遣看護師は登録型で自分の都合に合わせて気に入った病院や介護施設で働くことができ、ここ2年間くらいは介護施設で働いています。

林さんのコメント

大学病院でリーダーをするようになってから、自分の判断が問われるようになりすごく責任を感じてしまいました。後輩が育っていないのも私の指導の仕方がいけないのかと思い、肉体的にも精神的にも疲れ果ててしまっていました。その後、何度か転職をし、3年前から派遣看護師として働いていますが、最近になり、このまま派遣でずっと働くことに不安を感じ始めています。看護師は常に人員不足なので働く場所に困ることや収入の面では困ることはなかったのですが、派遣だとボーナスが出ないこと、生活の保障がされないこと、年齢のことも考えると、そろそろ定職に就いたほうがよいと思っています。また、親からもずっと派遣で働いていることを心配されています。

何度か行ったことのある入居者90名近くの介護老人福祉施設での勤務は、看護師は常勤でリーダーの山内さん、常勤の永田さん、パートの杉山さん、派遣の林さんの4人。林さんは主に処置当番で入浴後に軟膏を塗布したり、褥瘡の処置や経管栄養の管理などを任されています。仕事としてレベルの高いスキルを必要とはせず、指示書に書かれていることを行えばよいので、気が楽なところがあります。しかし、毎日同じ施設で働いているわけではないので、入所者のことがよくわからないうえ、介護職のこと、一緒に働く看護師のこともよくわからないので、様子を見ながら、一歩引いて仕事をこなしている状況です。

業務は勤務時間内で終えることができるのですが、入所者の生活リズムや施設の時間の流れ、例えば入浴時間やレクリエーションなどに合わせて動かなければならないので、意外と時間がなくバタバタと過ぎてしまいます。

林さん：ある日のスケジュール

9：00　勤務開始　看護師同士で申し送りをする。主に重症者の報告

9：10　処置開始　処置の内容は軟膏塗布、湿布を貼る、褥瘡の処置など。褥瘡の処置や軟膏の塗布は入浴後に実施するので、浴室に何度も呼ばれる。入所者が寝ていたり、レクリエーションで不在のことも多く、自分の立てたタイムスケジュール通りにはいかないことのほうが多い。

12：00　経管栄養の実施、食事介助、休憩前にリーダーに午前中の状況を報告する。

13：00～14：00　休憩

14：00　処置の続き

17：00　ほぼ処置業務は終了。リーダーに報告。残りの時間はリーダーから指示されたことを行う(内服セット、記録物の整理など)。

18：00　業務終了。基本的に残業はない。

解説

非正規雇用ってどんな働き方

非正規雇用には、パートやアルバイト、派遣といった種類があります。看護職において、パートは正規雇用の看護職と同様に馴染みのある働き方だと思います。しかし、派遣という働き方にはあまり馴染みはなく、派遣の看護師と一緒に働いた経験のある看護職の人は少ないのではないでしょうか。

それもそのはず、看護職における派遣は「特例」として認められているので、馴染みがないのです。それでは、どのようなところが特例なのかを説明します。

病院で派遣が許可されているのは、紹介予定派遣または産休・育休などの補填の場合です。介護老人保健施設・福祉施設で派遣が許可されているのは、紹介予定派遣または派遣会社に登録をして派遣看護師として働くことができます（詳しい雇用条件は厚生労働省ホームページをご参照ください http://www.mhlw.go.jp/）。

林さんのように派遣会社に登録の後、派遣会社と契約を結び介護施設で働いている場合、自分の好きな時間、好きな場所、好きな施設を選択し、気に入ったところで働くことができますが、継続して雇用されるかは確約されていません。また、正規雇用と違い、自分の働いた分しか収入にならず、経済的には不安定な働き方だといえます。

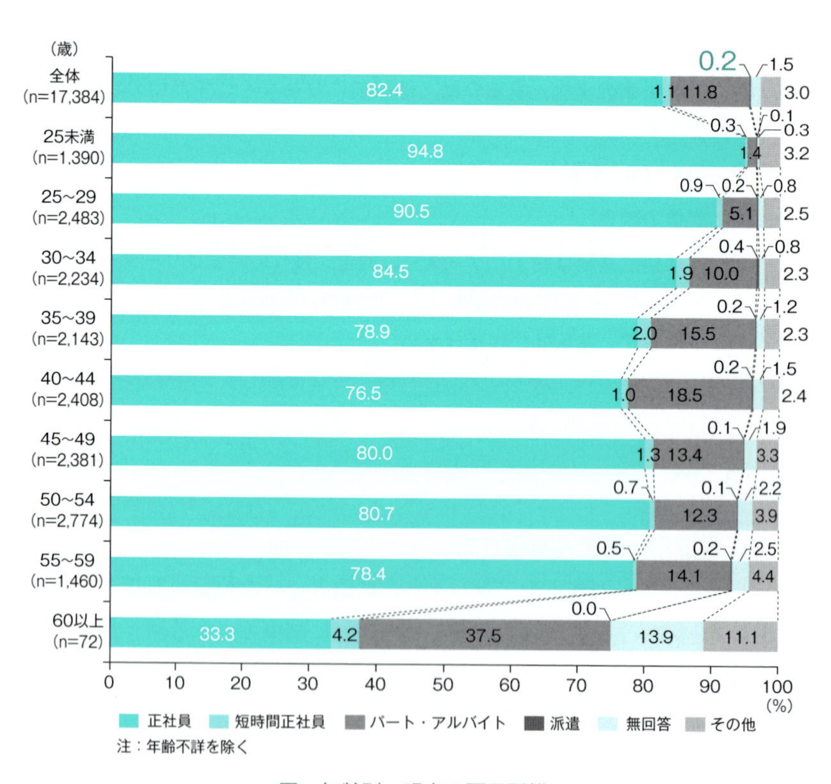

図　年齢別、現在の雇用形態

厚生労働省　看護職員就業状況等実態調査（平成23年発表）から引用[1)]

非正規雇用でもパートやアルバイトは病院や介護施設に直接雇用されているので、継続して働くことができます。また、組織の一員としてみられているので、役割を与えられることもあります。

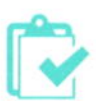 看護師の雇用形態の現状

看護師の大半は正規雇用で働いていますが、今回取り上げた非正規雇用は60歳以上を除外すると、年代ごとにみても15%程度です(図)。医療・福祉分野で就業する非正規雇用の内訳をみると、全体の36.8%が非正規雇用労働者です。そのなかでもパートで勤務する人が24.3%を占めており、この集計は医療と福祉の分野が統合されているため、多くの専門職が含まれていることが想像できます(表)。

看護職の場合、女性が大多数であることから、子育てや介護を行いながら仕事を続けることを想定すると、比較的時間が自由に使えるパート勤務が多くなるのだと考えられます。

図からわかるように、60歳以上になると、パートやアルバイトが急増します。これは定年退職が60～65歳の間に訪れることが大きな要因でパートやアルバイトのほか、短時間正社員もほかの年齢層と比べて多いのが特徴といえます。この理由は明らかではありませんが、定年退職の年齢となってもベテラン看護師を確保するために短時間正社員として雇用し続けていることが考えられます。また、生涯働き続けたいという思いから年齢を重ねても働き続けているのではないでしょうか。

表　医療・福祉分野における非正規雇用の割合

	人（千人）	%
非正規雇用	2,619.7	36.8
パート	1,732	24.3
アルバイト	180	2.5
派遣	83	1.2
契約	319.1	4.5
委託	9.1	2.5
その他	6	1.8

総務省統計局　平成24年就業構造基本調査結果[2)]を編集

看護職は一生涯の仕事として働き続けることができる職業です。看護師の雇用状況をみると、60歳以上でも多くの看護職が雇用されていることがわかります。高齢になるに伴い正規雇用は減少しますが、それぞれの看護師が実際にはどのような場所で働いているかについてみてみましょう。

看護師の年齢階級別就業場所の割合は看護師の働く場について参考になるでしょう(P24参照)。

年齢を重ねるに伴い病院勤務が減少し、診療所、介護施設、福祉施設で働く看護師が増加しています。このような施設は夜勤がないため、子育てや体力的な問題などで、病院(特に病棟)で働き続けるのが困難だと感じた看護師が働く場を変えた先として選択されていることが想定されます。

非正規雇用を選択する理由

非正規雇用を選択する理由として、一般的に子育てや介護などがあげられているように、看護師の場合も子育てや介護による理由もありますが、自分の生活スタイルを崩さず働きたいという理由も多くあり、具体的には進学や趣味の時間を取るため副業的な位置づけで働くなどです。例えば、趣味のスノーボードを思いっきり楽しむために、シーズンオフは働いてお金を貯め、シーズン中はスノーボードに専念する、といった感じです。もちろん、このような働き方を生涯続けるというわけではありませんが、国家資格があり、働く場に困らない看護師ならではの働き方なのかもしれません。このような働き方を推奨するわけではないのですが、自身の働く意味を考え、改めて看護師として働くことを考えるきっかけになればよいのではないでしょうか。

非正規雇用のキャリア

非正規雇用の看護師は、自分の都合で働くことができるため、ワーク・ライフ・バランスを整えることができる働き方であるともいえます。一言で非正規雇用といっても、パートやアルバイト、派遣など、雇用形態はさまざまです。パートやアルバイトの場合は、勤務する施設に直接雇用されているため、ある程度責任の伴う業務を任されることがあります。組織のなかでの役割を与えられることにより、やりがいを感じられる一方で、正規雇用ではない自分の立ち位置を探していくことや、正規雇用されている看護師との狭間でジレンマを感じることがあるかもしれません。

登録型派遣看護師の場合、一日限りの職場でもあることから、スタッフや組織との協働は困難だといえます。登録型派遣看護師の場合、自身の技術の到達度や知識を確認されることはなく、即戦力として期待されることから、実施したことがない処置やケア、自信がなくても現場で行う状況となってしまうことがあります。さらに、その場その場で仕事が完結されることが多いため、看護職としてのキャリアを考えると経験が積み上がらない可能性もあることから、長期に渡っての働き方ではないように思います。

一方で、紹介予定派遣の場合、派遣先で一定期間働いたうえで、派遣者と派遣業者との合意がなされれば正規雇用となります。紹介予定派遣では、職場の雰囲気をみながらその職場での適正をみることができるため、正規雇用への移行がスムーズに行われています。紹介予定派遣の場合は正規雇用への移行が前提であるので、次のキャリアを考えるには事前に働く場に入れるというメリットがあるかもしれません。

非正規雇用の看護師が職場にいるということ

病棟で働く看護師は、正規雇用の看護師がほとんどなので、非正規雇用の看護師と働いたという経験は、ほとんどの人がないのが現状ではないでしょうか。非正規雇用であるパート、アルバイト、派遣看護師の背景はさまざまです。いろいろな経験を積んでいる人たちなので、ものの見方や考え方が違うのは当然です。また、さまざまな組織で働いてきた人たちなので、組織というシステムのなかでの個々の役割や組織運営などについて経験的な知識があると思います。ぜひ、腰掛の人と見ずに、その経験や知識から学ばせてもらうことで、さらに良い看護が提供できるようになるのではないでしょうか。また、非正規雇用の看護師も看護師としてのプライドをもち、腰掛の人とみられないようにする必要もあるでしょう。

（吉田　千鶴）

<引用文献>

1. 厚生労働省：看護職員就業状況等実態調査．2011
2. 総務省統計局：就業構造基本調査結果，2012

<参考文献>

・ 長尾祥子：病棟で働く非正規雇用看護師の動向と課題．東京女子医科大学看護学会誌 11（1）：25-30，2016
・ 宮崎　悟：拡大する女性看護職の非正規雇用と看護労働の動向．日本医療病院管理学会誌 47（4）：5-10，2010
・ 吉田千鶴：看護師が派遣看護師としてはたらく意味，東京女子医科大学大学院修士論文（未発刊），2011

起業・開業する看護職

POINT

看護職は、病院、福祉施設、企業で組織の一員として雇われるなどが一般的ですが、なかには個人事業主として開業したり、NPO 法人や会社を起業し代表理事や社長になる人もいます。開業・起業の方法としては、産科病棟の助産師が助産所の開業、訪問看護や高齢者看護から訪問看護ステーションの立ち上げ、産業保健師として企業で雇われていた人が、そのときの人や仕事のつながりで開業するなど、これまでの経験やネットワークを活かした開業や、保健・医療・福祉分野に今までにない革新的なサービスを作ることなどさまざまです。

栗田綾子さん（仮名）のキャリアパス

21歳	看護師専門学校を卒業後、総合病院で３年９カ月勤務
25歳	大手企業のグループ会社で診療と健康管理として３年３カ月勤務
29歳	保健師専門学校へ進学
30歳	保健師専門学校を卒業後、都内の保健所で行政保健師として勤務
32歳	保健所を退職後、大手企業へ産業保健師として勤務
40歳	退職後パート保健師をしながら、看護の方向性を模索
44歳	個人事業主として起業（取引先５カ所：企業、行政、教育など）
50歳	労働衛生コンサルタント取得
現在 63歳	60 歳時に株式会社を設立をし、現在３期目

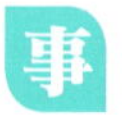

事例

栗田さんは、総合病院で病棟看護師として勤務した後、企業グループの診療所で看護師として約3年勤務しました。その後保健師専門学校へ進学し、行政保健師、産業保健師と転職しました。転職理由は、家族介護などライフイベントによる理由でした。

大企業で産業保健師を経験した後、自分のしたい看護の方向性を模索するなかで、パート保健師として初めて小規模や零細企業で働く人と接しました。そこでは健康診断後の空腹時血糖値が300mg/dL以上あっても放置され、糖尿病であることや治療が必要なことなどを全く知らない人々と出会い、産業保健サービスが公平に行き届いていないことにショックを受けました。この経験から、栗田さんは“保健サービスを多くの人に受けてもらいたい、行政や企業が行う公的な保健サービスからこぼれ落ちている人々に対して、健康支援をやっていこう”と強く心に願い開業を決意しました。

起業家として

栗田さんは個人事業主を15年間した60歳のとき、さらに仕事の幅を拡げたいという思いから、社会的信用が高い株式会社の設立を決めました。開業資金に中小企業庁の補助金がすぐに下りたのは、栗田さんの15年間の個人事業主としての実績を評価されたからです。

営業先は、個人契約のときからの取引先や、健康支援をしていた社員さんからの仕事依頼など、開業前に仕事を通じてできた信頼関係が開業後も取引先へと引き継がれています。そのなかの一つに、大企業で出会った社員さんから“自分が会社を起こしたら、私の会社でも栗田さんの支援を社員に提供したい”とお願いされ、社員数名の創業時から新規の契約をいただき、現在も会社の成長とともに継続しています。

栗田さんのコメント

個人事業主として15年経過後に、開業保健師仲間との新しい出会いから刺激を受けたことも株式会社の設立に影響しました。起業してよかったと感じるのは、やりがいをより強く感じられ、自分で計画したことが認められ、実践できることであり、組織の一員でいたときとは違った喜びです。

栗田さん：ある日のスケジュール

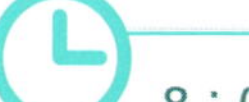

8：00　事務所(自宅から5分)出社　訪問準備
8：20　電車で移動
9：00　訪問企業へ到着後担当者と打ち合わせ
9：30　衛生委員会に参加、助言など
10：20　企業内健康相談室の委託運営(保健指導・記録・継続支援計画など)
11：40　担当者へ申し送り、次回来社予定打ち合わせ
12：00　1社目終了(近くのレストランで、昼食時間を活用し打ち合わせ・会食)
13：30　電車で移動
14：30　2社目訪問(管理職向けメンタルヘルスセミナー企画の打ち合わせ)
15：30　電車移動
16：30　事務所 帰社、セミナー教材作成および事務作業、翌月 企業訪問計画確認・準備、月末経理締め
18：00～21：00　開業保健師仲間と事務所でミーティングと懇談

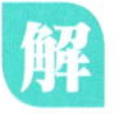

解説

開業とは

国内の中小企業・小規模事業者などの動きをみると、2015年(平成27年)度の小規模事業所数は325.2万者、中小企業55.7万者、合計380.9万者で、2009年から比べると少しずつ減っています。2012～2014年の2年間の開業は7.2万者で、業種別ではサービス業の増加が目立ち、宿泊業・飲食サービス業は1.5万者、続く医療・福祉は1.2万者を占めます[1)]。

全国訪問事業協会の指定訪問看護ステーション数の調査では、2016年(平成28年)度の届け出数は9,070カ所、休止数は370カ所でした。また、訪問看護ステーションの新規数は、毎年、増加し続ける傾向にあり、2014年(平成26年)の新規数は1,384でした。医療・福祉分野の新規開業のうち、訪問看護ステーションが2割以上を占めていることが推測されます[2)]。

そのほかの開業者情報

開業には、簡易健診、訪問看護、母子保健支援、障がい者の住まい支援、運動支援、メンタルヘルス支援、カフェ、労働衛生コンサルタント事務所などさまざまな事業※があります[3, 4)]。最近の動向は、産業保健のマーケットでは、働く人の幸福を願い健康管理を行うことで生産性も上げるという「健康経営」の啓発が厚生労働省や経済産業省より提案されています。例えば、残業が多く生活習慣の調整ができずに肥満になる者は、“職業性肥満”という声や、職場の人間関係でメンタルヘルス不調になるのは、経営課題といえます。なぜなら、不健康な労働者が多い産業に、活力も生産性も上がらず、「健康経営」の視点を経営者に求める時代になりつつあります。産業保健のマーケットのなかでも中小企業や小規模事業所は、意思決定する経営者まで距離が近いことや、産業保健サービスが不十分なこともあり、新たなビジネスチャンスが生まれる気運があります。

開業・起業というキャリア

起業した先輩からの言葉を引用すると、“起業・開業は看護活動の一つの形に過ぎない”ということです。起業前に、自分が何のためにどんな看護をしたいのか、自分にはどのような強みがあるのか、今足りないものは何なのかをしっかり自問自答する必要があります。最終目的は、起業すること自体ではなく、自分の看護理念にあり、起業前準備期(ゼロ期)がとても重要なのです。また、看護教育のなかで経営を学ぶ機会がないため、ある程度経営の知識を得る必要もあります。

※ 詳細は、月刊雑誌『地域保健』の特集を参照；2015 年 4 月号　進化する開業保健師・2010 年 10 月号　開業保健師大研究

看護職が開業するとは、“実現したい看護”の夢や目標があり、自分の想い描く看護を提供するツール(手段・方法)としての開業です。開業すること自体がゴールではない看護の意義は大きいです。新たな看護のビジネスチャンスとして、公的機関や大組織ではカバーできていない、本来必要である看護や保健サービスはたくさんあるようです。それらを実現するための開業は、持続的に運営できるように資金の確保とともに、経営の勉強や人脈を活かしたネットワーク作りも必要です。病院や大組織でチームの一員として働くのと同様に、開業後はお客様をはじめ、医療・福祉職などさまざまな職種、公的機関、企業との連携が必要なこともあり、社会や支援者のチームの一員としての役割に変わりないでしょう。

休業や廃業する人もおり、継続していくには専門以外である経営の勉強も必要になります。訪問看護の分野では、訪問看護協会の事業支援などがあります。保健師については、開業支援団体として2013年2月に一般社団法人日本開業保健師協会が設立されており、活動内容は全国に点在している開業保健師のネットワーク化、開業保健師の活動モデルを作ること、開業保健師のつどい(年2回、春・秋)のほか、研究会開催(東京・大阪・長野・福岡)を行っています。

(石田　佐地子)

<引用文献>

1．中小企業庁：「中小企業白書 2016」．平成 28 年（2016 年）7 月
2．全国訪問看護事業協会：「平成 28 年訪問看護ステーション数調査結果」．平成 28 年 4 月
3．「進化する開業保健師—保健師の新たな可能性を探る」．地域保健 46（4）：2015
4．「開業保健師大研究」．地域保健 41（10）：2010

column ③ 企業で働く看護職

◆ 医療業界の質向上に企業で働く立場から貢献したい ◆

看護師の資格を取得後、念願の総合病院で外科病棟看護師として働きました。術前・術後の患者さん、救急搬送される患者さんなどのケアを行い、新人看護師の私は毎日が恐怖と無我夢中の日々でした。しかし、そんななかでも回復途上の患者さんと会話をすると、“元気を取り戻している”という患者さん自身の身体と気持ちの変化をみることができ、嬉しい新鮮さが伴うことで、忙しいながらも心奪われる仕事となりました。4年の外科病棟勤務の後、手術室に異動となり、そこでは“職種が違う？”といっても過言ではないほど病棟勤務とは違ってとても驚いたことを記憶しています。麻酔下の患者さんを看る時間が多くなりましたが、“患者の回復を願うことや一人ひとりの患者と正面から向き合うこと、自分たちができることは心を込めて提供すること”などは変わりませんので、私にとって“看護師は天職なんだ”と思うことさえありました。

一方で“社会のなかでは看護師はどんな風な職業に思われているんだろう”とか、“仕事で来る企業の人と接したときに感じるあの丁寧さや、接遇はどうやって身につけるんだろう…”そんなことが気になり始め、“企業で働くとそれらの答えが見えるのでは？　看護職に貢献できる何かを見つけることができるかもしれない？”と思うようになり、勇気を出して医療企業に転職しました。

名刺の渡し方や顧客と話を聞くときの注意点、電話対応は冷たく聞こえないようにゆっくり話すなど、新卒と同じ基本的な教育を学びました。製品販売に関しては、徹底的な製品知識と、Frequently Asked Questions(FAQ)、また、営業が病棟や手術室に精通するため、術名や術式、その手術で必要な体位や器械など、教育ツールを作るトレーナーとしての仕事がメインとなりました。しかし、臨床から離れると当然知識も古くなります。また、企業は、教育のみ行う人は要らないわけで、数字(売上) に貢献するために自分は何ができるのかを考えて、自ら実践しなければなりません。製品の紹介や説明会はもちろん、想定しているメリットやクレーム以外に、臨床の場を知っている私だから気がつく、想像できる顧客の気持ちやアイディアを企業に提供することが必要だとわかりました。

現在では企業の経験が 20 年になり、看護師としての勤務経験より長くなりました。今では、製品の売り上げを考えるのみではなく、医療業界全体の質を上げるため、ISO（International Organization for Standardization；国際標準化機構）に則った仕様作成や、コンプライアンスを重視した外部提供物の作成、製品を使ってくださる病院の方たちとの適切な関係を維持するための教育などをスタッフに促す仕事もしています。これらは、当初思った“企業で働くことで看護職に何か貢献できるのでは”に遠からず実践できているのかなと感じています。

（神　貴子）

政治に関わる看護職

POINT

国会とは憲法で定められた国の議会で、立法機関です。衆議院と参議院で構成され、主権者の国民を代表する議員で構成されています。国会で働く議員をサポートする仕事として秘書業務があります。そこには看護職の資格をもつ秘書もいます。議員をサポートし、法案が通過するということを体験できるやりがいのある仕事ですが、看護師の免許が必要という職業ではないため、看護職の資格をもっている人は少ないです。働き方や業務内容も所属する事務所によって異なります。通常国会や臨時国会が開会しているかでも違いますが、ワーク・ライフ・バランスは図りにくい職場だと思われます。

平間佳明さんのキャリアパス

- 21歳：看護専門学校卒業、総合病院の脳神経外科に5年間勤務
- 24歳：W大学人間科学部健康福祉科学科へ入学
  - 11月：日本看護連盟 政治アカデミー入学
  - 25歳：K県看護連盟青年部 代表
- 25歳：総合病院を退職、K大学病院の脳神経外科に勤務
  - 11月：日本看護連盟 政治アカデミー卒業
- 29歳：K大学病院を退職、ベンチャーに入社しアライアンス部長として勤務
  - 29歳：K県看護連盟青年部 代表引退
- 30歳：W大学同学科を卒業、在宅事業部を開設し部長就任、訪問看護ステーション設立
- 31歳：高齢者専門賃貸住宅に訪問看護ステーションサテライト開設
ベンチャーを退職
  - 32歳：医療振興会設立支援と経営アドバイス
- 現在 36歳：33歳でI議員の公設第2秘書となり、現在議員秘書4年目

事例

私は看護専門学校を卒業後、総合病院では脳神経外科病棟で5年間勤務しました。男性看護師として私は病院に1人であったため、キャリアに悩みました。病院と専門学校で男性看護師会などを作り、男性看護師同士の交流を深められるよう、交流会などを企画していました。しかしそれでも答えは見つからず、もっと社会を広く学ばなければならないと思い、2年目に進学を決意しました。金銭的問題から働きながら大学に通うことにしました。

仕事後に帰宅してから勉強する生活を続けていたある日、脳神経外科に一人の高齢女性患者が入院してきました。謙虚な人で、いつも“ありがとう”という笑顔が印象的でした。当時、私はハイケアユニットで働いていました。その日は、夜間不穏になってしまった高齢者や超急性期患者の対応をしていました。そのなかに、あの謙虚な女性がいました。ただ、超急性期の患者さんの処置、不穏患者さんのケアに手いっぱいで、彼女のケアまでなかなか手が回らなかったのを覚えています。それでも、彼女は弱った体で精一杯、“ありがとう”といってくれました。その1週間程後、彼女は亡くなりました。直接の勤務ではなかったので、後からの報告で知りました。そして数日後、ばったり彼女のご家族と再会しました。そこで、“本当にお世話になりました”といわれたとき、自分は彼女に最期まで向き合えたのかという疑問が生じ、やがて後悔に変わり、家に帰って泣きました。

そこで、自分が看護師になった理由、現状にどうして向き合えないと思ったのかを考えました。私はもともと共働きの両親のもとで、認知症のある祖母に育てられました。祖母は認知症が進み、病院に入院して亡くなりました。そんな祖母のような人を救いたい。そして、幼少期に憧れたヒーローのように弱い人を守りたい。そんな思いがあることを再認識しました。現場で患者さんにしっかり向き合うために必要なのは、時間の確保だと痛感しました。この物理的な問題を解決するためには、看護師を増やすしかないと思ったのですが、現実的にそんなに簡単ではないとわかりました。そこで、経営と政策を学ばなければならないと考え、看護と経営と政治についてキャリアを深めたいと漠然と思うようになっていったのです。

大学では、医療制度や政策について学ぶようになっていきました。また、看護と政治の関わりについてもっと学びたいと思い、看護連盟の研修に参加するようになりました。政治アカデミーという研修の誘いを受け、仕事、大学、研修と同時に進めていくことになったのです。ここでI幹事長(現、I議員)と最初に出会いました。

政治について学ぶ機会は増えましたが、経営について学ぶ機会がなかったため、経営を学ぶ機会を模索し始めました。そこで、友人が始めたベンチャー企業に参画する決意をしました。その3カ月後、東日本大震災が起こり、会社としてもNPO団体などと被災地支援をすることを決め、震災後、1週間程して支援に入り、約9カ月の間に、感染予防、ボランティア保健室、無料血液検査、クラウド開発、会社との連携など、さまざまなことをしました。そこで、被災地における孤独死の問題を目の当たりにしました。

東京に帰ってからも孤独死の問題に着目し、問題が大きくなる前に訪問看護事業所を作り1人でも多くの人を救いたいという思いから、会社を分社化し、在宅事業部を作り、訪問看護ステーションを作りました。その後、高齢者賃貸住宅と訪問看護の連携の話から、サテライトを高齢者専門住宅内でスタートさせました。

その後、退社し、医者のいない無医村を救いたいという友人とともに医療法人を作り手伝いました。そんなとき、政治アカデミーや被災地支援でお世話なった看護連盟のI幹事長が参議院選挙で立候補することを知り、選挙のボランティアをしました。その後、2013年(平成25年)7月、I議員が当選。秘書の公募があったため応募しました。病院や経営について実践を通して学んできましたが、より多くの人を救うためには政策に携わることが必要だと考え、現在に至ります。

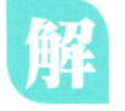

解説

国会という職場

国会は、日本国憲法に定められた日本国の三つの権力、司法、立法、行政のうち立法権を担当する政府の機関です。国の唯一の立法機関として法律を制定します。予算の議決・決算の審議も行われます。国の予算案を内閣が作成し、その議決を行うのは国会です。

内閣が外国と締結した条約に対して事前または事後に承認を行います。内閣総理大臣の指名、憲法改正の発議、国政調査権、弾劾裁判所の設置など、さまざまな仕事を行っています。

看護職にとって「国会で秘書として働く」というキャリア

ほかの看護職の職場に比べて職を得にくい職場です。看護職としての資格は必須事項ではありません。国会で働く秘書を思い浮かべると、どんな仕事をしている姿を連想されるでしょうか。なかなか、国会に来ることが少ないので連想しにくいかと思います。

国会議員の秘書には、公設秘書と私設秘書の2種類があります。公設秘書は国会法第132条に「各議員に、その職務の遂行を補佐する秘書二人を付する。前項に定めるもののほか、主として議員の政策立案及び立法活動を補佐する秘書一人を付することができる」と定められています。公設秘書には、政策担当秘書と、第一秘書と第二秘書があります。政策担当秘書には資格試験および選考採用審査認定がありますが、第一秘書と第二秘書には資格試験などはありません。公設秘書の任免は国会議員の判断で行われます。私設秘書には、特に人数の規定はありません。

業務内容は事務所により多岐に渡ります。また、選挙区や比例によっても大きく異なり、会館で働く秘書と地元で働く秘書でも仕事の内容は異なります。会館の仕事内容は幅広く、お茶汲み、議員の送迎、政策立案、調整、スケジュール取りや確認、広報誌作り、HPの作成、メールマガジンの作成、勉強会の運営、国会や政党の動向を視野に入れながら臨機応変にさまざまなことをしています。

衆議院の地元秘書などは、いつ解散総選挙が実施されてもいいように、後援会活動を活発に実施拡大していくことが求められているようです。例えば、イベントへの代理出席、冠婚葬祭の対応、後援会活動などです。

これらの業務のなかでも重要となるのが選挙活動です。衆議院と参議院では違いますが、選挙の始まる１年～数カ月前には実質的に激しい選挙活動および準備作業が始まっています。実質公示が始まった時点で、できることはほとんどやりきっている状況でないといけません。

準備期間には、法定ビラや掲示用ポスターの手配、政見放送の原稿作成、演説会の日程調整、準備物・事務所の手配、電話かけ用の電話回線の手配、ボランティアスタッフの募集など、何もかも全て一斉に行われます。

労働時間は、長時間労働、休日返上は珍しくない勤務になっています。公設秘書は、特別職国家公務員です。特別職国家公務員は、その性格から国家公務員法が適用されません。人事院によると、「特別職の国家公務員は様々ですが、国家公務員法に定める成績主義の原則（競争試験による採用などの原則）などを適用することが適当ではない政治的な国家公務員（内閣総理大臣、国務大臣など）や、三権分立の観点や職務の性質から国家公務員法を適用することが適当ではない国家公務員（裁判官、裁判所職員、国会職員、防衛省の職員など）がいます」とされています。議員は曜日、昼夜を問わず活動するため、議員を支える議員秘書の多くは、生活の大半を仕事に費やすことになります。こうしたハードワークが容認されているのは、議員秘書が労働基準法で定められた「機密の事務を取り扱う者」に当たると考えられているからです。労働基準法では、「機密の事務を取り扱う者」は、労働時間、休憩、休日についての規定が適用されないとされています。仕事に大半の時間を割くため、プライベートな時間が減り、心身を休ませる時間が十分に得られず、友人と疎遠になるのがつらいという人もいます。

ただ、議員をサポートすることで１人でも多くの患者さんを助けられる、政策の立案過程や看護以外の視点も多く学べるなど、やりがいの大きい職場だと思います。

（平間　佳明）

＜参考文献＞

・人事院　URL　http://www.jinji.go.jp/oshiete/oshiete.htm
・衆議院　URL　http://www.shugiin.go.jp/internet/index.nsf/html/index.htm
・参議院　URL　http://www.sangiin.go.jp/

column ④ 職能団体で働く看護職

◆ すばらしい仲間と一緒に看護師として働き続けたい ◆

私が総合病院で看護師として働いているとき、職場を取り巻く状況に対して“患者さんに対してこういうことがしたいのに時間がなくてできない”、“とりあえず今日事故がなくてよかった”、“何でこんなに忙しいのだろう”、“雑務に追われる”、“大切な仲間がみんな辞めていく”…。このようなたくさんの悩みがありました。“どうしてこのような状況なのか”、“こんなことでは患者さんも看護師も幸せではない”、“こんな状況は世の中の誰も望んでいない”という思いが募り、これは一つの病院で解決できるものではなく、医療・看護を取り巻くシステムの問題ではないかと思うようになりました。そんななか、縁あって県看護協会に勤めることになりました。

「職能団体」という組織をご存知でしょうか。職能団体とは、「法律や医療などの専門的資格をもつ専門職が、自らの職種の専門性の向上や、専門職としての自分たちの待遇や利益を守り改善していくために設立される組織」[1)] です。よく見聞きするものとしては弁護士会や医師会などがありますが、さまざまな分野の専門職には団体があります。医療福祉系では医師会、歯科医師会、薬剤師会、介護福祉士会など、看護系の団体としては、看護協会、助産師会、精神科看護協会などがあります。

職能団体の具体的な活動は、教育研修会・講演会・学会などの企画・運営や、国や県からの委託・補助事業、また調査研究や政策提言などがあります。看護系の団体には、会員から選挙で選ばれる役員のほか、看護職も職員として働いています。

私が担当した事業は“安定した質の高い訪問看護の提供を目指し、訪問看護における周辺事務作業を効率化するにはどうしたらよいか”、“経営を安定化させるにはどうしたらよいか”，これらを考えたり、県内の医療施設における医療安全を高めるための医療安全推進事業でした。ほかにも、看護職の定着確保対策事業、再就業を支援したりするナースセンター事業、看護職の教育研修事業、災害支援事業など、さまざまな事業があります。

業務内容は事務的なことなので、実際に患者や利用者と関わってケアすることはほとんどありませんが、役員の指示のもと“看護の現場をどのようにしたらいいか”、“看護職が働きやすくなるためにはどうしたらいいのか”など、看護職の仲間のために、看護職の将来のために日々考えているのです。

（鈴木朋子）

引用文献

1. 髙橋照子(編)：看護学テキスト NiCE 看護学原論　看護の本質的理解と創造性を育むために．南江堂，2015

column ⑤ 官庁で働く看護職

◆ 現場のニーズを政策につなげるのが行政の仕事 ◆

官庁のなかで、行政職として働いている看護職がいることをご存知でしょうか。私が就いた最初の仕事の経験がのちの行政の仕事に役に立ったのでそこから解説します。

私はもともと、物作りや、何か新しい仕組みを作っていくことが好きでした。大学で看護学を学び始め、人間が生まれたその瞬間から最期の瞬間までをその人らしく生きることを支援する、ミクロからマクロまでを包含した学際的な学問であること、また、実習先で患者さんに教わることも多く、実践の科学だなと感じました。卒業後は、物作りをしてみたかったので医療機関ではなく、健康関連商品のメーカーに就職しました。ニーズに応えたものが売れるという面白さに惹かれ、さらに商品開発には欠かせない研究成果の素（シーズ）をニーズにつなげていくというプロセスもわくわくする仕事でした。商品ができあがると、それを販売するためのマーケティングについても OJT（On the job training）で鍛えられました。同じ商品でも、文化によって受け止められ方が違うことにも興味をもちました。看護学で身につけた、相手を理解する方法、質問力、アセスメント能力、これらが商品開発をするうえで役立ちました。その後は社長室直属の戦略室配属となり、経営層のビジョンやミッションについて学び、マネジメントに接する機会を得ました。そこでは国内外の関連会社に共通するシステム、大きな組織とそのなかの人事交流、人が生き生きと仕事のできる環境作りなど、消費者に商品が届くうえで必要な環境（仕組み）を考えるプロジェクトに携わりました。そのような折、指導教授からの誘いがあり、厚生労働省で働くことになりました。

厚生労働省は、医療、保健、福祉、介護の制度を所管しています。大臣官房と 11 の局、8 の地方厚生局がありますが、現在（平成 28 年）は約 80 名の看護系技官が携わっています。組織のなかの各部署の仕事は、厚生労働省組織令で所掌事務として定められています。

私が最初に配属された医政局看護課では、「保健師助産師看護師法」と

「看護師等の人材確保の促進に関する法律」に関することが業務の中心でした。看護基礎教育、試験・免許に関すること、看護職員の需要と供給、定着促進、復職支援、養成促進など、これらに関する仕事です。当時は准看護師制度について検討するために、さまざまなステークホルダー（利害関係者）や有識者から構成された検討会が定期的に開催されており、上司から“国民のQOLと将来の看護に役立つことは何か、それを考えながら検討するために必要な資料の作成、また作成の際には国内外まで視野を広げてデータを収集し、これまでのあなたの組織開発や制度変革の経験を活かしてほしい”といわれました。このほかにも、関連した法改正や審議会、検討会、調査研究の実務など、多くの経験を積みました。

その後、保険局医療課に配置転換となり、診療報酬に関する業務に携わりました。診療報酬と訪問看護療養費は２年ごとに改定されるため、看護系技官としてより安全で質の高い医療・看護が効率的に提供されるよう、医療現場の視察、新しい技術や仕組みの分析など、中央社会保険医療協議会での議論に向けたエビデンス（根拠）の準備や提案を行います。課内には医系技官や薬系技官を含め、さまざまな分野を専門にもつ職員が所属し、互いに議論をするため、まさに多職種連携の実践です。

看護系技官は、医療現場のニーズと政策過程の両方を理解し、それをつなげることが仕事になります。“現場の声と医療・介護の将来像”をもとに“看護のあり方を考える力”をつけるべく、厚生労働省本省のみならず、他府省・地方自治体・国際機関などへ出向する機会もあります。いろいろな経験を積み、それを行政の場で存分に発揮する人が増えてほしいと思います。

（池田真理）

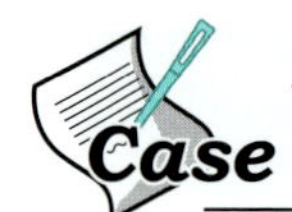

海外で活躍する看護職

POINT

看護職のなかには国境を越え、広く世界で活躍している人がいます。海外に生活の拠点を置いて看護職として働いている人もいれば、拠点は日本に置きながら開発途上国支援に携わる人、また国内で海外から来日する外国人のために働く人もいます。どのような国でどのように働きたいかによって、そこに至る道程も働き方も異なります。いずれにしても、専門的な看護の知識・技術はもちろんのこと、その国や地域で必要な実践的語学力、習慣も考え方も違う異国で働き生活する能力などが求められます。簡単な道程ではありませんが、挑戦する価値のあるキャリアルートです。

先進国・開発途上国で働くキャリアパス

先進国：今野真紀子さん

- 14歳　夏休みに2週間の短期留学
- 21歳　看護短期大学を卒業。大学病院に勤務
- 26歳　5年間の勤務後，看護留学のため渡米
- 28歳　NCLEX-RNを取得するも、父親の介護のため留学を中断し帰国
- 31歳　アメリカ人と結婚のため再度渡米　配偶者ビザで職を得る
- 33歳：1児出産
- 36歳：2児出産
- 現在 42歳　現在、化学療法専門クリニックで勤務中

開発途上国：中島由佳さん

- 22歳　看護系大学卒業。助産師学校へ進学
- 23歳　助産師資格を取得　都内の総合病院に就職し6年間勤務
- 29歳　病院を退職。青年海外協力隊のボランティアに応募し合格
- 30歳　研修期間を経てインドネシアへ赴任　母子健康サービス改善に2年間携わる
- 32歳　帰国後、助産師として総合病院へ再就職
- 34歳：大学院へ進学
- 現在 35歳　国際看護学を学習中

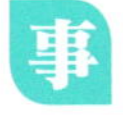例① 先進国で働く看護職

今野さんは、中学2年の夏休みに2週間のホームステイプログラムに参加し、シアトルへ行ったことをきっかけにいつか海外で働きたいと考えていました。しかし幼い頃から看護師になることも夢だったため、高校卒業後は看護短期大学へ進学しました。卒業後は大学附属病院に就職し、消化器外科と呼吸器内科で勤務しましたが、この間も“いつか海外に行きたい”と考えていました。そのため、多忙な日々のなか英語の学習を続け、看護留学について調べるとともに留学資金のために貯金もしていました。

5年間の病院勤務を経て退職し、その年の6月から渡米しました。まずは半年間で英語を集中的に勉強し、その後は大学編入に必要な資格を得るためにコミュニティ・カレッジに通いながら並行してNCLEX-RN※1に向けた勉強を進めました。渡米して1年半が過ぎた頃、念願だったNCLEX-RNに合格することができました。しかし、日本にいる父親がちょうどその頃、病気で倒れてしまい、介護が必要となりました。今野さんは一人娘であったため留学を中断し帰国することにしました。帰国後は、実家の近くの総合病院に就職し、外来化学療法室で働きながら、半年後に父親が他界するまで母とともに介護をしました。

父が他界してから約1年後、今度は留学中に知り合ったアメリカ人男性との結婚の話が持ち上がりました。母を一人残して渡米することに迷いのあった今野さんでしたが、母の応援もあって結婚を決意しました。渡米して結婚したあと、ハードルの高い就職活動に少し躊躇していた今野さんでしたが、夫の“せっかく資格を取るために頑張ったんだから活かしたらどうか”との言葉に一念発起して就職活動を開始しました。自分のこれまでの経験を活かすことができそうなポジション数件にレジメ(履歴書)を送り、数回の面接を経て現在の化学療法専門のクリニックでの仕事を得ることができました。

その後、2人の子どもに恵まれ、現在では家庭と仕事を両立しながら看護師

※1 NCLEX-RN (National Clinical Licensure Examination-Registered Nurse) : アメリカ合衆国の正看護師資格試験のこと。日本国内でも受験可能である。

の仕事を続けています。

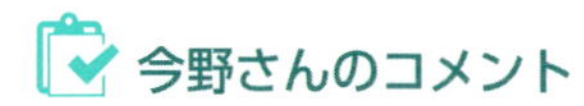

今野さんのコメント

現在アメリカでは、外国人が就労する場合に必要な就労ビザやグリーンカード(永住権)の取得が難しくなっているため、実際に看護師として仕事をするとなると本当に大変です。日本で看護師資格をもっていれば改めてアメリカで学校に通わなくても資格試験は受験できますが、現地の人でも新卒の就職はとても大変な状況なので、資格を取れれば働けるというわけではありません。州によって条件や登録の方法が異なり、就職に向けて揃えなければならない書類などもたくさんあるので、まずはよく調べておくことが大切です。

しかし、日本での看護師経験を活かしながら、言葉も文化も違う場所で働く経験は本当に興味深いことが多いです。採用試験のプロセスも全く違いますし、働き方の面でも家族との時間を大切にするため、有休や長期休暇を積極的に取ります。目標をもつことは素晴らしいことだと思います。長い道程ですが、将来海外での看護師を目指している方は是非諦めずに頑張ってください。

今野さん：ある日のスケジュール

- **6：35**　スクラブ[※1]を着て自宅を出る。
- **6：50**　デイケア[※2]に子どもを預ける。子どもの朝食はデイケアにて。上の子どもは夫がアフタースクール[※3]へ送る。
- **7：00**　職場到着、始業 ①本日のアサインメント[※4]の確認、クリニックオープン(7：40)に向けての準備(担当患者の情報収集、物品準備など) ②クリニックオープン後の患者対応；化学療法受診患者のポート[※5]の確認、もしくは静脈ラインの確保、検体採取、医師やナースプラクティショナーの診察の間に記録、抗がん薬投与と観察、初回受診患者への教育や生活指導など
- **11：30～15：00**　昼休み(空いたときに適宜とる。基本的にランチを持参。たまにカフェテリアへ。但し、忙しいといけないこともある) ③その日の患者がいなくなれば、翌日のスケジュール決めと準備
- **17：45**　退勤、子どもたちの迎え(デイケア、アフタースクール)

18：20　帰宅

19：00　夕食、子どもたちの世話、宿題のチェック、家事、翌日の食事やランチの準備など

21：00～　子ども就寝。勉強、テレビ鑑賞、シャワーなど

※1 スクラブ：半袖にVネックの医療用ユニフォーム

※2 デイケア：親が働いている間、子どもを預ける保育所・託児所のようなところ。一般的に政府の補助はないので、日本の保育園より高額なことが多い。

※3 アフタースクール：学校の登校前と下校後に子どもを預かってくれるところ

※4 アサインメント：仕事の割り当て

※5 ポート：皮下埋め込み型ポート。中心静脈カテーテルの一種で、高カロリー輸液や抗がん薬を専用の針を用いて投与する医療器具

事例② 開発途上国で働く看護職

中島さんは、看護師である母親の勧めもあり、看護系大学に進学しました。母性看護学の実習を通して周産期に関わりたいと考えるようになり、卒業後に助産師学校に進学をしてさらに1年間学び、助産師の資格も取得しました。その後は実習先であった総合病院に助産師として就職しました。

ある日、中島さんはアフリカでエイズに感染した母子に関わる看護師の姿をテレビで見ました。そして、自分もそのような仕事をしたいと考えるようになり、仕事をしながらいろいろ調べてみたところ、青年海外協力隊のボランティア条件を満たしていることがわかり、これに参加することを決め応募したところ、見事合格したため総合病院を退職しました。

数カ月の研修を経てインドネシアへ赴任しました。2年間の予定でインドネシアにある地方の町へ派遣され、母子健康サービス改善のために、病院へ行き具体的な改善のアドバイスや妊婦のための健康教室を開催するなどの活動をしました。最初はインドネシア語も思うように理解できずに苦労することもありましたが、幸い体調を崩すこともなく2年の任期を終えて帰国の日を迎えることができました。

帰国後は地元に帰り、1カ月ほど休んだ後に地元の総合病院へ助産師として就職しましたが、インドネシアでの経験を直接活かせるようなことはな

く、物資も十分に揃っている日本の医療現場に何となく物足りなさを感じるようになりました。そのことを独立行政法人国際協力機構（Japan International Cooperation Agency：JICA）で知り合い何度かボランティア派遣に参加したことのある知人に相談したところ、大学院へ行って開発途上国支援や国際看護について学んではどうかとアドバイスされました。そこで思い切って大学院を受験し、現在は看護学研究科で国際看護学を専攻し学んでいます。

中島さんのコメント

最初は、途上国に行くことに不安がないわけではありませんでした。しかし、このような仕事に携わってみたいという気持ちが強くありましたし、派遣前の研修で仲間ができ、話を聞くうちに絶対頑張っていきたいと思うようになりました。派遣先の病院の様子は日本とは全く違い、同じ戸棚の中に衛生材料も排泄介助の器具も一緒に入っているような状態で本当に驚きました。しかし、一つひとつ説明し、相談しながらルールを作っていくうちに少しずつわかってもらえるようになりました。私たちを生活の面で助けてくれることも多くあり、本当に住民との信頼関係や人間関係が大切だと感じましたし、それなしに活動はできないと思います。

日本へ戻り、どう働いていくか悩んだ時期もありましたが、改めて大学院での学びを通して当時の自分の活動を振り返ってみると、もっとできたことがあったのではないか、あのときうまくいかなかったことはこうしてみたらよいのではないかと気づくことがたくさんあります。今はまず論文を書き上げて学位を取得することが目標ですが、修了後はまた国際協力活動に参加して学んだことを活かしていきたいと思います。

中島さん：ある日のスケジュール

7：30	出勤（派遣先オフィス近くの部屋から自転車で約10分）
8：30	派遣先の看護部との打ち合わせ（本日の予定やタスク、進行状況の確認など）

9：00　仕事開始；その日によって業務は異なる。①病院関係者との打ち合わせ（分娩室環境改善プラン関連など）　②分娩室での実践サポート、分娩室ケアに関する教育プログラムの実施　③地方のヘルスセンターでの業務（妊婦健診、妊娠期の健康教育、相談など）④JICA事務局への補助申請、書類作成などの事務作業など

12：00　昼休み

13：00　午後の仕事開始

17：30～　退勤。自由時間（家事、メールチェック、勉強など）。時には農業部門や教育部門など、医療以外の分野の人達や専門家との交流・情報交換などに参加することもある。

解説

日本の看護職の資格を活かして海外で活躍するには代表的な方法として、①その国の看護職の資格を取得して働く、②ボランティアなど開発途上国を医療の分野で支援する、という大きく分けると2つの方法があり、ここで解説していきます。

その国の看護職の資格を取得して働く

“海外で看護職として働く”と聞いて最初にイメージするのはこちらかもしれません。日本人が看護職として働く国は、アメリカ、カナダ、イギリス、オーストラリア、ニュージーランド、ドイツ、イタリアなどの先進国が主です。看護職の社会的ステータス、看護師の役割や就業条件、報酬などは、国によって（アメリカの場合は州によって）異なり、就業の条件も違うため、海外で働くことに関心がある場合は、まずこれらについて調べ、どこの国でどのように働きたいかを決めるところから始まります。そのうえで、実際に働くために、まずは働く資格を得る必要があります。これも国によって詳細は異なりますが、その国で看護師として働くための条件として、①その国の看護師資格を取得すること、②英語などの語学力に関する要件をクリアすること、③就労ビザを取得

することなどは、多くの国で必要となります。そのため就業先を探すまでにこれらをクリアしなければなりません。日本で試験が受けられる場合もありますが、多くの場合はその国に出向いて学ぶ(留学する)ことになります。留学にはそれなりの資金と時間が必要となるので、それらの準備もしなければなりません。

また、資格を取得したら終わりではなく、その国で実際に就業するためには就労ビザの発給が必要であり、これらは煩雑なことも多く、そのための諸手続きに必要となるさまざまな書類の準備(日本から取り寄せることもある)、申請後のウエイティング(返事待ちの時間が長いこともある)など、時間とお金を要することもあります。例えば、テロや不法滞在の問題から永住権や就労ビザの発給が難しくなっているアメリカでは、永住権を持たない日本人が就労ビザを発給してもらうためにスポンサーになってくれる病院を見つけなければならず、これが高いハードルの一つとなっており、なかなか就労ビザが取得できないようです。さらに、採用までのステップも日本とは異なり、看護部が病院内で必要な看護職をまとめて一括採用するというようなシステムはありません。欧米ではジョブ型といって、そのポジションを任せる職務の、目的、内容、責任、権限の範囲、必須の資格や就業前に受講すべき研修などがジョブ・ディスクリプション(職務記述書)という形で明確に提示され、その職務を担うのに適切な人材をその人材を必要とする部署で採用するのが一般的です。したがって、採用の権利は看護師長にあります。看護師長は人材が必要になったらジョブ・ディスクリプションを示し、まずは院内に向けて募集をかけます(内部労働市場)。院内に異動希望者がいなかった場合、今度は院外に向けて募集をかけて採用活動をします(外部労働市場)。そのため、求職者も自分の資格や具体的な経験を示し、そのポジションにふさわしい人物であるとアピールする必要があります。同僚による面接が行われることもあるようで、外国語を駆使してこれらをクリアします。

このような難関を乗り越え、日本人看護師が世界で活躍しています。日本人看護師の評判は比較的良いことが多いようです。“おもんぱかる文化”を背景に、業務範囲の規定は“診療の補助と療養上の世話”という抽象的であまり具現化されていない分、何でもこなし、かつメンバーシップ型[※2]で、その時々の状況に合わせて協力し合う働き方に慣れている日本人看護師は、何でもできる良く気づく看護師という評価になるようです。ただし、親切のつもりでしたことが“私の仕事を取らないで”、“頼んでいないのに勝手にしないで”と余計なお世話になってしまうこともあるようなので、そこは注意が必要かもしれません。

一方で、実際に仕事をしながら学び続けることでキャリアアップにつながり収入もアップさせることが可能です。語学力は生活や仕事で毎日使用していくのですから、当然流暢になっていきます。このように日本人ならではの良い面を活かしながら、活躍する場を拡げていくことができるのではないでしょうか。

ボランティアなど開発途上国を医療の分野で支援する

主に開発途上国において国際協力の仕事に携わる看護職もいます。多くは、JICA、国境なき医師団のほかNGOやNPO、そのほかの団体に所属し、そこから派遣される形が多いです。

例えば、JICAの場合、先進国で働く場合とは異なりその国の看護師資格は不要ですが、案件によっては日本で専門職として働いた経験年数が条件になることがあります。ボランティア募集に応募して審査に合格したあと、事前に派遣前訓練(語学、活動手法、健康管理・安全管理、多様性理解など)が組み込まれていますので、必要最小限の教育を受ける機会は保証されています。期間は短期～2年程度の長期まで事案によってもさまざまですが、海外で活動する方法としては、比較的取り組みやすい方法だといえます。ただし、派遣先の国内情勢によっては派遣が取りやめになることがあり、出発するまで本当に行けるかわからず、出発しても途中で中断・中止、帰国となることもあります。

また、派遣先は日本と全く異なる環境です。生活水準も医療水準も、治安も日本とは異なり、日本の医療現場のような考え方では解決できないことも多くあります。その国において、その国の人的・物的・金銭的資源の範囲でどう解決するか、どう働きかけるかなどが重要になります。看護学生の時代から問題

※2 ジョブ型のように職務に人を充てるのではなく、人に職務を充てるやり方。状況によって充てる仕事の内容は自由に変えられる。

解決指向でPDCAサイクルを回しながら対象者中心に思考する訓練をしている日本の看護職は、実はこのようなアプローチが比較的得意なのです。チーム活動にも長けているため、最初こそカルチャーショックが少なからずあるものの、状況を掴むとうまく活動できることが多いようです。

一方、ボランティアで参加しているため、雇用形態はその期間のみの契約となることから、身分保証はありません。自分に合う案件があれば、次の派遣に参加することが可能ですが、事案の依頼がない場合もあり、次の派遣があるとは限りません。また、ボランティアとして参加し続けるとすれば、派遣されていない期間の仕事をどうするかといった課題もあります。日本で病院などに所属しながら2年ものボランティアに参加することは、その組織からの派遣でもない限り難しいといわざるを得ません。JICAの場合、派遣されている期間の生活費は心配ありませんし、派遣期間中は一定額が国内に貯蓄されていて帰国後に受け取ることができます。しかし、ボーナスなどはなく、それほど高額でもありません。このようなこともある程度覚悟しておくことが必要でしょう。とはいえ、社会的意義は大きく、やりがいのある仕事には違いありません。看護職という専門的な資格があるということは、国際支援活動へ参加するときに大変大きな強みとなります。この強みを大いに活かせるとよいでしょう。

看護職にとって「海外で活躍する」というキャリア

一口に海外で活躍するといっても、どのような形でどの国で働くかによって全く異なります。また、海外で働くようになったきっかけも、“海外で働くことが夢だった”という人もいますが、夫の海外赴任によって海外で生活することになった人、海外旅行や趣味などが高じてその国や地域で暮らしたいと思った人、たまたまそのような話が舞い込んだ人などさまざまです。しかし、多少なりとも海外で生活すること・働くことに関心があった人達であり、また思いがけない出来事もチャンスと捉えて活かそうと思い切って行動を起こした人達であるといえるのではないでしょうか。そのように行動した後、どのようなキャリアがあるのか考えてみたいと思います。

海外で働くことで得られるキャリア

海外で働いて得られることの一つは、国際的な広い視野／視点です。これは先進国で働いても開発途上国で働いても得られます。日本で暮らしていると、具合の悪いときにはいつでも行きたい病院を受診でき、治療を受けることは当たり前のことのように感じますが、世界的にみれば西洋医学の恩恵を受けている人のほうが少ないのです。途上国ではまだまだ伝統的な医療が主流なことや、先進国であっても医療保険システムの違いにより自由に受診できないこと、お金がないから受診ができないといったことも起こっています。このような他国の実情を知ることで改めての日本の医療についても見つめ直す機会になると考えます。

もう一つは、これまでとは違った看護職の役割を果たすために必要なスキルや能力が備わります。日本とは業務の範囲が違う場合も多く、新たに学習する内容や取得する資格があるかもしれません。領域が限定されることもあるかもしれませんが、看護職としての実践力は何らかの形で進化していくものと考えます。

さらに、その国で生活する能力も日本で生活しているときには得られない能力の一つです。当然ですが、生活するためには語学力をはじめ、さまざまな能力が必要です。日本で声に出さずとも配慮されることも、海外だとそうはいきません。自分の考えや気持ちははっきりと主張する必要があり、そのためのコミュニケーション力や交渉力が向上するでしょう。ほかにも、度胸が据（す）わって多少のことでは驚かなくなるというようなこともあるようです。

海外で働く看護職の課題

キャリアの視点からみたとき、ワークキャリアとしてもライフキャリアとしても課題はあります。

まずは、生活の場が海外となることで人生設計や子どもの教育などが課題となり、またその国の看護師資格を取得して働く場合には実際に働くようになるまでに時間を要します。年代的にはちょうど結婚や出産など、人生の転機を迎える時期に重なりますので、これらのライフイベントのためにやむを得ず中断する、断念するということもあるようです。資格を取得したあとも、日本とは異なる海外という環境で生活をしていくことに、自分だけでなく、特に子育てに関して悩むことが多いようです。

途上国で働く場合は、赴任国の治安や衛生状態、教育環境に不安をもつ場合も多く、赴任期間家族の拠点をどこに置くか、単身赴任にするのか、家族みんなで渡航するのか、学校はどうするのか、これらが非常に悩ましい課題となります。日本でも子育てをしながら働くことは容易ではありませんが、教育や福祉の制度が全く異なる海外では、より一層難しい問題となるのです。

もう一つは日本に戻ったときに感じる逆カルチャーショックです。どちらかというと国際協力の分野で活動してきた場合、そのように感じることが多いようです。帰国後日本の医療現場に復帰したときに、これまで海外で経験し培ってきた能力が活かされないと感じることはしばしばあるようで、その場合せっかく就職した医療施設もすぐに退職してしまうことがあるようです。また次の案件がすぐに得られるかわからない、身分としては契約（非正規雇用）といった雇用の不安定さも課題の一つです。

海外で働こうと考える人のなかには、日本での仕事や生活に行き詰まり、海外で華々しく活躍する看護職の様子を見て、準備もそこそこに海外に飛び出す人がいます。しかし、良い面がある一方で、苦労や課題があることに加え日本とは全く違うルールや価値基準で人々が生活をしており、個人の責任が問われる場でもあります。国際情勢も日々変化しているので、後悔しないようにしっかり情報収集をし、よく検討したうえで思い切って行動に移して下さい。

これからの国際的な働き方

ここまで主に海外で働く看護職について説明しましたが、今後は国内にいながら国際的な働き方のできる道がさらに拡がることが期待されます。

※3 インバウンド・アウトバウンド：インバウンドは「入ってくる、内向きの」、アウトバウンドは「出ていく、外向きの」ということを意味します。経済産業省は、医療の国際化戦略として双方の政策を推奨しています。

現在の日本では、日本再興戦略の一環として医療におけるインバウンド・アウトバウンド[※3]政策を進めています。インバウンド政策としては、外国人を積極的に受け入れる意欲と能力のある病院を「日本国際病院」として評価・認定し、広く世界に発信してメディカルツーリズムを推し進める方針であり、2016年6月から病院の募集を始めました。これらの病院を中心に多くの外国人が日本の医療を求めて来日することが期待されます。またアウトバウンドは、日本の長寿社会を支える包括的な医療サービスを各国の実情に合わせた形にして世界へ展開しようとするものです。課題のなかで帰国後に海外での経験を活かしにくいことをあげましたが、今後これらのインバウンド・アウトバウンド政策が進むと、海外で培った経験を存分に活かしていける可能性が高まると想定されます。

グローバル化がますます進むなか、国際的な視野と看護職の専門技術・スキルを活かし、国内外で国際的に活躍ができる機会が今後も拡がっていくものと予想されます。決して楽な道ではありませんが"日本人らしさ"を強みに、好奇心、楽観性、冒険心をもってチャレンジして下さい。

（原　美鈴）

男性看護師の活躍

POINT

看護師という名称が統一されたのは2002年(平成14年)のことです。それまでは看護婦・看護士というように女性と男性を二分化した表現方法を用いていました。そのため、男性看護師の歴史は浅く、未来へ向けた無限の可能性を秘めた職業といえるのではないでしょうか。また、ここ数年で男性看護師の認知・知名度には急激な変化が起こりました。それはテレビドラマや病院での活躍、先輩男性看護師の地道な軌跡により、多くの保健医療分野で男性看護師が活躍することができるようになったのです。大学病院や公立病院、また一般病院でも男性看護師を見る機会が当たり前になりました。現在では、数十年前のように、男性看護師は手術室や精神科といった閉鎖された考え方も消え去り、さまざまな環境のなかで活躍しています。

小金澤 優さん（仮名）のキャリアパス

- 21歳　看護短期大学を卒業後、公立総合病院(外科病棟)で３年間勤務
- 24歳　がんセンター（腫瘍血液内科病棟）へ異動し１年間勤務
- 25歳　看護大学３年次編入学
- 27歳　看護短期大学で非常勤講師として３年間勤務
- 30歳　看護大学院　博士前期課程修了
- 34歳　市民病院(手術室・外科病棟勤務)で４年間勤務
- 現在 35歳　看護大学　助教

事例

小金澤さんは、小学生の頃から看護師を目指していました。それは祖母の介護を目の当たりにしていたことや、自分の入院経験から看護師の存在を知り、看護短期大学を受験しました。短大では、学生80名中男性は2名と初めは戸惑いもありましたが、看護を学ぶ者同士、次第に女性社会で生きる術を身につけたのです。そして、卒業後は高度救急救命センターへ希望を出していましたが、初任配置部署は総合病院の外科病棟でした。小金澤さんはここで大きな挫折を感じました。"希望と違う。ここでは僕の学ぶ看護はない"。しかし、実際には配属された外科病棟で、彼の理想の看護の実践を目の当たりにしました。そこでの経験を小金澤さんは"看護の本質を見た"と表現しています。そして次第に、看護実践から"看護教育とはなんだろう"という気持ちが強くなり、ほかの病院を見てみたいと思うようになり、がんセンターへ異動希望を出しました。しかし、センターでの看護教育や看護実践に違和感を抱え、1年で退職しました。"私が学ぶべき場所は臨床ではなく、きっと大学にある"そう決心して、看護大学に編入しました。大学では看護理論を看護実践と意味づけることの素晴らしさを知りました。その学びをもとに、母校の短大で実習指導を行いながら、今度は大学院で学ぶことを選択しました。大学院修了後に「看護は実践の科学」である命題に挑戦すべく、改めて手術室と外科病棟で看護師の仕事を実践しました。4年間の病院での実践は毎日充実していました。患者さんとコミュニケーションを楽しんだり、スタッフとともに新しいケア方法を考える毎日でした。そして、35歳でさらなる挑戦として看護大学での教員の道を選んだのです。

解説

日本での男性看護師の歴史を簡単に紹介したいと思います。1896年に日本赤十字社で、日清戦争後、戦地救護員としての看護人(男性看護師)が必要だと考えられ、養成を開始しました。戦後は、精神病院で看守役として看護人が勤務し、その後、看護人の養成は一旦終了しました[1)]。

男性看護師という職業は、社会背景や要望により誕生し、衰退した日本の歴史が存在します。そして、日本における男性看護師の歴史は100年余りと浅いのが現実です。

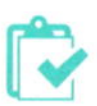 男性看護師の動向とは

男性看護師の動向についてみてみましょう。日本での男性看護師の割合は、看護白書によると1977年(昭和52年)1%[2)]、2000年(平成12年)4.0%[3)]、と23年間で約4倍と緩やかに増加しました。その後、2012年(平成24年)になると6.2%[4)]と加速した増加傾向にあることがわかります。近年の男性看護師の割合について図に示します。男性看護師の増加を強める要因としては、1985年(昭和60年)に成立した男女雇用機会均等法にあるといわれています。そして2002年(平成14年)は、看護婦・看護士の名称から看護師へ統一されました。このことで、女性と男性を二分化していた表現方法はなくなり、看護師として男性も入りやすいイメージになったのではないでしょうか。この年、男性看護師の割合は4.1%でした。そして、2008年(平成20年)のリーマン・ショック以降は経済の不確かさや自然災害による不安から、医療へ関心が向けられたことにより男性看護師を目指す人が増えたのではないでしょうか。

このように、日本の男性看護師数は年々増加傾向にはありますが、いまだに2014年(平成26年)で6.8%[4)]と残念ながら少数派です。しかしここ数年の増加率は大きく、男女雇用機会均等法、マスコミの影響、先輩男性看護師の実践による軌跡により、看護という職業が男性にも開かれたことを証明しています。

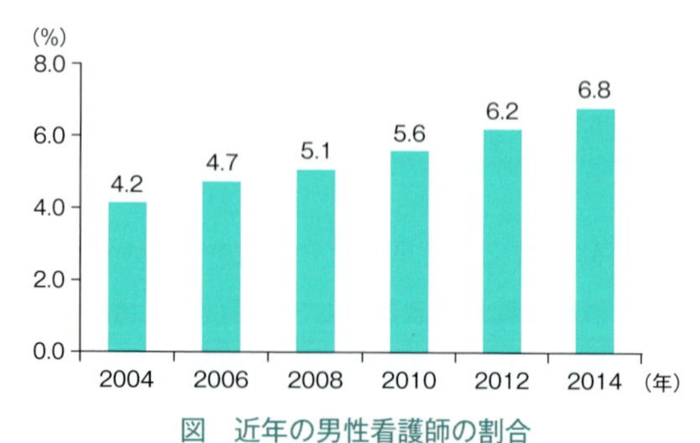

図　近年の男性看護師の割合

厚生労働省：平成26年衛生行政報告例(就業医療関係者)より引用

表　諸外国における男性看護師の割合

国名	男性看護師比率	国名	男性看護師比率
日本	6.2%	マルタ	20%
台湾	1 ~ 2%	キプロス	35 ~ 40%
タイ	5%	パレスチナ	45%
フィリピン	40%	メキシコ	15%
ブータン	30%	バハナ	25%
大韓民国	5 ~ 6%	ケニア	25%
アイスランド	2%	ガーナ	25%
スロベニア	9%	エジプト	5%
ドイツ	5 ~ 7%	モーリシャス	45%
スイス	10 ~ 15%	アメリカ	5 ~ 6%
		カナダ	5 ~ 6%

金井 Pak 雅子：看護におけるダイバーシティ・マネジメント：男性看護師のキャリア支援と，より働きやすい就労環境整備に向けて(6)諸外国における男性看護師の実情. 看護管理 24(10), 2014より引用

それでは、諸外国における男性看護師の動向はどうでしょうか。諸外国における男性看護師の割合(表)をみてみると、国によって割合が異なることがわかります。看護の先進国であるアメリカやカナダでさえも5～6%と男性看護師の割合は日本と大差がありません。一方で、パレスチナでは45%、フィリピンでは40%と日本の6倍以上を占めています。これは、宗教や文化などの要因が強く影響していると考えられます。

このような男性看護師の動向をみると、これからの日本においてとても重要な職業であるといえます。超高齢社会が進み、年少人口が減少し、団塊の世代が高齢化し、男性看護師も看護の担い手として貴重な存在であると同時に、あらゆる可能性を秘めた職業として注目されていることがわかります。

男性が看護師を目指すこと

男性が看護師を目指すということは、近年において特別な出来事ではありません。私が勤務している看護大学では、1学年の学生100名のうち約10名の学生が男性看護師を目指しています。

志望理由はさまざまですが、“小さい頃に…”といった過去の思いから看護を目指す人が多い印象を受けます。例えば、小さい頃に入院をしていた、母親が看護師で輝いていた、人の役に立つ仕事、などと少年期から漠然としていた看

護師という夢を現実にするために学んでいる学生が多いのです。なかには高校の進路相談で、担任の先生から“看護師は？”といった薦めを受けるという話も聞きます。また、理学療法や作業療法ではなく、“患者さんに近い立場で…”、“コミュニケーションが好き”、などという理由から男性看護師を目指すなど、動機もさまざまです。

 男性看護師のキャリア

男性看護師のキャリアはいまだ発展途上だといえます。私が看護師を目指そうと決めた時代は、進路相談で“看護士になります。”といえば“介護士？”とよくいい返されてしまいました。そのようにいわれるのが嫌いで“看護婦さんの男バージョン”と説明していました。

高校卒業時に看護師を目指すために看護師の養成施設を探していましたが、大学や短期大学は全国に数校しかなく専門学校は多くありましたが、募集要項には“女子のみ”と記載されており、受験校を探すのも大変でした。しかし現在、看護師を養成する大学が増え、日本看護系大学協議会は2016年(平成28年)、全国での看護系大学数209校、看護系大学院(修士課程)147校、(博士課程)71校[5]と高度な専門的教育を受ける受け皿の基盤が存在します。また、臨床経験を積み、認定看護師、専門看護師、大学教員と、資格を取った後のキャリアも開かれています。実践・教育・研究とさまざまな環境で男性看護師として活躍でき、自身のキャリアを高めることが可能です。

男性看護師として、まだ将来のイメージ(モデル)の存在は少ないですが、大学や大学院という高度な専門教育を受けることもでき、男性看護師の学びが拡大されているのも事実です。また近年、病院において男性の看護部長(副病院長)の誕生や看護師長、主任看護師など、さまざまなキャリアが存在しています。男性として、ライフイベントを調整しながら看護を継続し、院内外の研究に積極的に参加して、自身の存在価値を見出しているのではないでしょうか。少数派であるからこそ、男性看護師として無限の可能性を秘めた職業キャリアを形成することができるのではないでしょうか。

(佐久間　和幸)

<引用文献>

1. 山崎裕二：男性看護者の養成の歴史に学ぶ―看護教育ジェンダーの問題を考えるために―．日本赤十字武蔵野短期大学紀要：第 19 号，2006
2. 日本看護協会（編）：昭和 54 年版看護白書　改革へのチャレンジ―健康と看護．日本看護協会出版会，東京，448-452，1980
3. 看護問題研究会：平成 14 年看護統計資料集．日本看護協会出版会，2-12，2002
4. 厚生労働省：平成 26 年衛生行政報告例（就業医療関係者）http://www.mhlw.go.jp/toukei/saikin/hw/eisei/14/dl/kekka1.pdf（2016. 12. 21 アクセス）
5. 日本看護系大学協議会：http://janpu.or.jp/kango/k06.html（2016. 12. 21 アクセス）

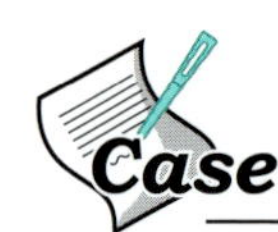

定年後の活躍 ～セカンドキャリア～

POINT

日本は世界有数の長寿国であり、高齢社会となってすでに 20 年が経過しました。ますます平均寿命が延び、高齢化が進むなかで、定年を迎える看護職も年々増えてきています。

定年後も、与えられた場で生き生きと活動している定年退職者も多くいます。また、自ら活動の場を求め、充実した人生を送っている定年退職者も多くいます。このような看護職の定年退職者に着目し、定年後のセカンドキャリアについて、何を考え、何が内的に起き、どのような行動をしてきたのかについての実態を調査し、把握することが必要です。そして、定年を迎える看護職の誰もが、定年後のセカンドキャリアを通して“生き生き”活動することが重要です。

南 晶子さん（仮名）のキャリアパス

55歳
公立病院看護師長を退職
私立病院看護部長として５年間勤務

↓

60歳
私立病院看護部長を退職
介護老人健康保健施設看護部長として２年間勤務

↓

62歳
専業主婦（地域ボランティア）
介護福祉のパートとして５カ月間勤務

↓

現在 63歳
A 企業特例子会社（障がい者）指導員

事例

南さんは55歳のときに公立病院の退職勧奨に応じて退職しました。この扱いは“定年退職”であり、“ボランティアなどをしながら、少しはゆっくりしたい”という気持ちだけで、ほかのことについて深く考えることはありませんでした。しかし、退職の数カ月前にある私立病院から看護部長としてスカウトされました。その病院の院長と話し合うなかで“地域のために地域で期待される病院にしたい”という点で話が一致したことから、引き受けることにしました。南さんも考えていたボランティアについてですが、これは看護職という職業から結び付きやすいようです。看護職の人たちが定年後のキャリアを考えるうえで重要な概念として看護経験を活かしたボランティアを意味するのではないかと考えられます。

その後、南さんは60歳で後任に看護部長の座を譲り、同病院が併設している介護老人健康保健施設(老健)の看護部長として異動しました。しかし、老健での2年間は楽しく生き生きと仕事ができたわけではなく、人間関係と看護職としてのプライドをどのように位置づけるかとの闘いでもあったことから、2年間で退職することになりました。

老健で心身ともに疲れて辞めた後は、家庭に入りのんびりしたいと純粋に思っていたそうですが、そこで待っていたのは“苦痛の毎日”でした。自分が地域のことをあまりにも知らなさすぎることに気づき、若い頃は三交代勤務に就きながらも子供の関係でPTA役員やポーツ少年団の役員などをしてほかの地域のママさんたちとも交流があったのですが、管理職となり三交代勤務がなくなってからの10年間で地域の人たちとの交流がなくなってしまっており、(地域の奥様たちと)何を話していいのかわからなくなっていました。病院を辞める前(50代半ば)から、医師の先輩に趣味をもつようにといわれていたものの何もなく、いざ辞めたときに本当に何もなかった自分に気がついたそうです。

家庭の役割を果たしつつも無気力期間を過ごす中で、ある先輩から声がかかりました。老健ではやる気につながらなかった介護福祉の仕事でした。家庭に入り、地域で自分の存在感を示すことなく過ごしていた自分には朗報であり、パートで介護の仕事を始めましたが、これも5カ月間しか続きませんでした。デイサービスの送り迎えなどもこなしましたが、小規模で組織的な動きもなく、何よりも看護職と介護職の人達との調整事においてうまくいかず、力が及ばなかったことが原因です。老健での仕事のときに感じた不満をこのときに学習効果として活かせていなかったのです。

次にまた声がかかり、今度の職場は今までとは違い、病院などの現場で働く障がいを抱えた人たちに社会人としての基礎能力や仕事を教えたり、相談相手になりながら人材育成に関わる仕事でした。つまり、障がい者たちが看護助手的に働くことを支援するのです。看護関係の職場なので看護職としての経験も活かすことができ、障がい者雇用を推進する大きな病院の特例子会社での仕事でした。そして現在もこの仕事を生き生きと続けています。

 南さんのコメント

私は、公立病院の退職を55歳で決めたものの、退職後の生活に特別な思いはなかったので、私立病院からの誘いに素直に応じることができました。定年退職を意識して感じたこととしては、看護職を活かしボランティアなどをしながら、少しゆっくりしたいという漠然な思いで、キャリア目標的なものがなかったため自分のキャリアについて柔軟に変更でき、楽観的に考えられたと思います。私立病院で5年間看護部長として勤務し、その後老健に異動するときには辞めようと思ったのですが、新病院建設計画もあったのでそれまでは続けたいと思う気持ちと、院長から頼まれたこともあり引き受けることにしました。

しかし、老健は介護福祉領域であり、施設の運営方針と入所者へのケアマネージャーのような発想が重要視されていました。看護職としての関わり方や活動はどうしても事務的施設運営や介護福祉的活動からは補助的な扱いとされ、看護職として常に第一線で看護の仕事をしてきた私にとってはプライドを揺るがすといっても過言ではありませんでした。今まで培ってきたキャリアについて、組織のなかで初めて活かせられない感をもったのかもしれません。このようなことから事務部門との意見の食い違いなど人間関係も徐々に不信となっていき、これ以上老健で働く意欲はなくなり2年間で退職することにしました。

このときは、本気でゆっくりしたいと思った瞬間でもありました。

しかし、実際は趣味もない私にとって地域での生活はうまく馴染めず、また介護士としての誘いを受けてパートとして働くことにしたのですが、やはり老健で働いたときに感じた不満を活かせず5カ月で退職しました。自分は家庭に閉じこもっているのではなく、何かをしたいという思いから、容易に声がかかれば引かれてしまうのかとも思い悩みました。結局、看護職は看護職としてでしか、定年後は働けないのか…と。

そんなとき、看護職の経験を活かしながらの障がい者人材育成の仕事に関わる仕事でまた声をかけて頂きました。これは長い間看護連盟の役員をやっていたことで(人脈などの)ネットワークが拡がったおかげで、自分が困ったときに誰かが声をかけてくれることが、とても嬉しいです。

現在63歳になっての第三の人生、今は充実しています。この仕事に生きがいを感じており70歳までは続けたいです。

南さんへのインタビュー

Q 10点満点で家庭対仕事は何対何ですか？

A 病院・老健：家庭1vs仕事9、完全に辞めて家庭にいた期間：家庭9vs仕事(地域ボランティア)1、介護のパート時代：家庭4vs仕事6、障がい者人材育成：家庭3vs仕事7。自分には今の家庭3vs仕事7が一番バランスがとれて良いと思っています。趣味はいまだにないですが、少しずつ地域ボランティアにも参加するようになりました。看護職として地域ボランティアに参加できるようになってきたことが生涯看護職でいられますし、いたいと思いますし、看護職であり続ける自分が今も大好きです。

Q 後輩看護職の人たちへ伝えたいことは？

A どういう形であれ、看護職としての仕事は続けてほしい。自分の高校卒業時の夢(獣医大学を受けたが不合格)が敗れたときに看護師を勧められて本当に良かった。少し違う方向であっても看護職として活かしてほしいです。

Q 定年退職者へのアドバイスは？

A 一時期無業(無収入)になって、無収入になった寂しさを味わいました。無収入なのにひまがあるため、物や洋服など買物をたくさんしました。再び仕事を始めたら買物をしなくなりました。仕事(収入)をしているほうが、お金は使わないことがわかりました。

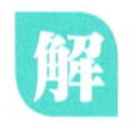

南さん：ある日のスケジュール

8：00　出勤
8：30　始業
午前中　障がい者が働く病院内の現場での指導
午　後　障がい者一人ひとりとの個別面談、全体の管理、本部との打ち合わせなど
17：00～　「看護連盟」の会合、地域ボランティアの集まり(時々)
その他：毎月1回(土曜日)　地域コミュニティでの健康ボランティアスタッフ

解説

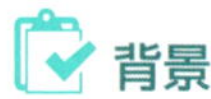

背景

平成7年12月に施行された「高齢社会対策基本法」の基本理念では、具体的なイメージとして、以下のような高齢社会をイメージして述べています。

① 年齢にかかわらずその希望に応じた社会的活動に参加できるような社会へと成熟していくべきである。
② 生涯を通じて自己開発で培った成果を地域での活動に生かし、学校や職場に所属していない人も、全ての人が排除されることなく地域に居場所や活動の場を見出し、地域を通じて自主的に社会に参加できるような社会へと成熟していくべきである。
③ 多様な選択肢の中から、一人一人が生涯にわたって健康で充実した生活を営む「人生百年の計」を自分で設計し、生涯における各段階での移行が円滑に行われるような社会へと、成熟していくべきである。

さて、定年退職した看護職は、高齢社会、健康長寿が叫ばれるなかで、人を対象とした健康意識が強い職業であることから、これからの成熟社会ではます

表　50歳以上の看護職の年齢分布（平成24年度）

年齢	人数
50～54歳	160,000
55～59歳	120,000
60～64歳	75,000
65歳以上	40,000

厚生労働省：統計情報・白書より引用，一部改変[1)]

ます必要とされるのではないでしょうか。

「高齢社会対策基本法」のなかの「自己開発で培った成果を地域での活動に生かし（中略）地域に居場所や活動の場を見出し」に看護職はふさわしい存在です。このことから、定年退職後のセカンドキャリアが求められるのです。表[1)]に看護職の定年退職前後（定年退職を60歳と想定）の人数分布を示します。

 問題意識

高齢社会を迎え人生90年時代のライフ・キャリア・デザインを考えるうえで、宮城[2)]は、これからの定年退職者にとって「今や定年後もなんと20年から30年という気の遠くなるような長い年月が残されている。ただこれといった計画もなく、のんびり、ゆったりと過ごすだけでは、余りにも長すぎる時間が目の前にずっしりと横たわっている」と、定年後の長い人生を表現しています。

定年退職者は定年後の自らのキャリアをどのように生きたいと願っているのか、定年後の20年、30年ともいわれる長い期間を充実したものにするためには、何が必要であるのか。定年退職とは一つの儀式にしかすぎず、その陰では定年に関するさまざまな心理的変化や決断が定年前の数年間に生じるのです。やり残したことはないのか、自分が大切にしたいものは何か、定年後はどんなキャリアを歩みたいのかなど、自問自答しながら揺れ動いているのです。

雇用を延長し再雇用として引き続き働くのか、定年を延長して働くこともできるのか、一方では別の職場に再就職として働き場所を求める人もいます。また、それまで40年近く働いてきた組織から離れ、地域へと場を移し、自由人として生きていくという選択もあります。どれを選ぶとしても、葛藤とストレスが伴うものなのです。

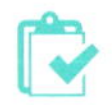 セカンドキャリアも看護職

南さんは、定年退職後のセカンドキャリアにおいて再び看護職として働くキャリアを選択しています。ただし、それは同一職場での雇用延長ではなく、定年退職したのち、新しい職場で看護職キャリアを活かすという選択です。

看護職としてのキャリアが活かせる、看護職という職業がそもそも大好きである、定年まで勤め上げることで関わった人脈ネットワークが定年退職者を放置させない、看護職という職業に大なり小なりのプライドをもっている、定年退職後においても「看護職」という職業が社会のなかで必要とされる場合が多いなど、看護職という専門的職業がほかの職業（代替えが聞く）と異なるためでしょう。

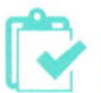 ウィーク・タイズの大切さ

ゆるやかな絆・弱い紐帯（ウィーク・タイズ：Weak Ties）とは、滅多に会わない人との弱い結び付きのことです。逆に、親友や頻繁に会う人との結び付きを、強い絆・強い紐帯（ストロング・タイズ：Strong Ties）といいます。ストロング・タイズをもつ人のほうがウィーク・タイズをもつ人よりも、就職や転職の場面で有利であると考えるかもしれませんが、グラノヴェター（Mark Granovetter, 1943～, アメリカ）は、強い紐帯よりもむしろ弱い紐帯によって転職者は多くの就職情報や望ましい転職結果を得るという説を提唱しました[3)]。このことからキャリアの転機（定年退職や転職時）においてウィーク・タイズの重要性が指摘されるようになったのです。

南さんは、退職の数カ月前に私立病院から声をかけられました。また、今の仕事に変わるときも知り合いから声をかけられています。このように、南さんは、ウィーク・タイズともいえる弱いつながりから、定年退職前後のキャリアチェンジを行い、キャリアの転機を乗り越えています。現役時代からの幅広い人との交流、人脈、先輩後輩などと、さまざまな人的ネットワークがウィーク・タイズとして定年後のキャリア形成に大きな影響を与えています。定年後のキャリアを見据えた幅広い人的ネットワークこそ、現役時代に培っておくべき重要な能力ではないでしょうか。

ウィーク・タイズの強みは、自分の交際範囲では得られない新しい情報や異分野の情報なども入手できることです。それがキャリアの転機に活かされることになります。南さんも“長い間看護連盟の役員をやっていることで人脈などのネットワークが拡がった。そのことが、自分が困ったときに誰かが声をかけてくれることが嬉しい”と語っていました。

 プランド・ハップンスタンス・セオリーの実践

プランド・ハップンスタンス・セオリーは、アメリカのクランボルツ博士が提唱したキャリア理論の一つで、「計画された偶発性理論」、または「計画された偶然性理論」とも訳されています。また、日本では佐々木[4)]が「変化の激しい時代になればなるほど、キャリアは自分の思い描いたとおりに実現するものではない。したがって、むしろ現実に起きたことを受けとめて、そのなかで自分を磨いていくことのできる力が必要である。さらに、自分のキャリアを開くためには、自分のほうから何かを仕掛けて予期せぬ出来事を作り出し、そこで自ら実体験して学習して不要な間をおかず、次の手を打っていくことが必要になる。」としています。

そして、「計画された偶発性理論」を生かすためには、①好奇心(Curiosity)、②粘り強さ(Persistence)、③柔軟性(Flexibility)、④楽観性(Optimism)、⑤リスクテイク(Risk take)の5つのスキルが必要とされています。

南さんは、定年退職後も私立病院看護部長、老人健康保健施設看護部長、専業主婦(地域ボランティア)、企業特例子会社指導員と4つのキャリアを経験していますが、いずれも頑固過ぎず柔軟に考え、楽観的に捉え、かつ少しはリスクを負いながらもキャリアを変えていきました。

状況が変化してもそれに柔軟に対応していく力、全ての出来事を、“そのときは仮に悪い状態や結果だったりしても、いつかはうまくいくのだ”という楽観的に、かつ前向きに捉える力がキャリアの転機には大切なのです。このようなことから、南さんはプランド・ハップンスタンス・セオリーの5つのスキルを身につけていたと考えられます。

したがって、現役のときから新しい仕事は喜んで引き受ける。ちょっと難し

い仕事かなと思ってもチャレンジしてみる。そして、常に好奇心の目を開いておくことが大切です。

人材育成（キャリア支援者である）

定年退職後の看護職のキャリアとしては、① 高齢者施設や障がい者施設で働く、② 看護に関わる各種諸団体の職員として働く、③ 地域の健康ボランティアや、地域により密着して民生委員として活動する、などがあります。いずれも、それぞれの施設や場から求められることが多いのです。

課題としては、「定年後はのんびり、ゆっくりして悠々自適に」と考えているとしたら、そのような生活からはますます遠ざかってしまうこともあるかもしれません。

南さんは、障がいを抱えた人達に社会人としての基礎能力や仕事を教えたり、相談相手になりながら関わる今の仕事に充実しているといっています。

このように、若手や他者を育てることにやりがいを見出せることがキャリア支援者の共通であり、人を育てることに関わる仕事は、定年退職後に働く場合にも大きなモチベーションになることがわかります。

（森　俊昭）

<引用文献>

1. 厚生労働省：統計情報・白書　平成 24 年度衛生行政報告例の概況 . 2012　http://www.mhlw.go.jp/toukei/saikin/hw/eisei_houkoku/12/
2. 宮城まり子：人生 90 年時代のライフキャリアデザインー自立への準備とクオリティ・オブ・ライフ．クォータリー生活福祉研究 15（2）：2006
3. 玄田有史：仕事のなかの曖昧な不安．中央公論社，東京，2001
4. 佐々木直彦：キャリアの教科書．PHP 研究所，東京，2003

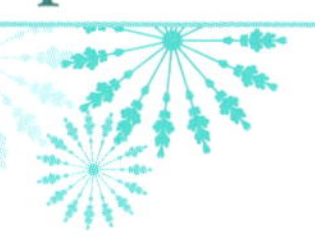

多様に働く看護職の未来
～ユニークな自分を大切に～

宮子 あずさ

ささやかな自己紹介：看護と執筆の熱い関係

しばしば忙殺される仕事として語られる看護職ですが、看護職として働きながら別の仕事をしている人を時々見かけます。私自身もそんな人生を歩んできたひとり。意外に多様な生き方に対応できる、看護師という仕事について考察しよう、というのがこの章の主旨であります。

まずは自己紹介から……。

私は今、多摩地区にある精神科病院の訪問看護室で働いています。今の職場は8年目。ここに来る前は身体科急性期中心の病院に22年間いました。24歳になる年に看護専門学校を卒業して就職し、今は53歳。かれこれ30年近くこの仕事をしていることになります。

また、私は看護師として働く前から、文章を書くこと＝著述も仕事にしていました。こちらの経過は看護師に比べると、はるかに偶然のなりゆきだといえます。母親が評論家、作家と呼ばれる人だったこと、そして、母が1970年前後からのフェミニズム運動(当時はウィメンズ・リブと呼ばれていました)の渦中にいたことが、私が文章を書き始めるきっかけになりました。

それというのも、当時の社会運動ではカウンターカルチャーとしてのミニコミ誌の発行が盛んに行われていました。執筆者は随時募集。私は幼い頃から、母に連れられてデモや集会に行き、母の運動仲間から「子どもの意見を書いて」と声をかけられていたのです。そんなわけで、私は10歳になるやならずの頃から人に読んでもらう文章を書いていました。ミニコミは全てボランティア。収入にはなりませんが、依頼を受けて書く体験にはなったと思います。

高校を出て大学に入る頃には、商業誌からの依頼も入るようになり、フリーライターと名乗っても嘘はないかな、という程度には書く機会が増えました。ただ、それで食べていけるような収入ではありません。安定した勤めに就きたい気持ちが強かったのに加え、母親と同じ仕事に就きたくないという気持ちもどこかにあったのでしょう。結局は、大学を中退して看護師の道を選んだのです。

1984年(昭和59年)、看護専門学校に入ると決めたとき、私は書く仕事はもうやめてもいいな、と考えていました。こちらから積極的に仕事を探さなければ、いずれ依頼が来なくなるだろうと思ったからです。ところが、私が看護学校に入った時期は看護系の大学が増え始める時期で、看護系雑誌や書籍の出版が大盛り上がりでした。私は文章が書ける看護学生、そして看護師として、コンスタントに仕事を受けるようになったのでした。

また、バブル期に看護職の仕事のネガティブな面ばかりを取り上げる報道が増え、腹立たしい気持ちになったのも、著述を続ける後押しになりました。当時は景気の良い仕事が多かったため、看護職は相対的に不人気な仕事でした。これに加えて1985年(昭和60年)に病床規制に向けた医療法改正が公布され、駆け込み増床が起きたのです。

成り手が少ないところに需要が増え、「看護婦(当時)不足」が社会問題になりました。問題が顕在化するのは良いのですが、マスコミが看護職の仕事の負の面に着目して「3K(きつい、汚い、危険)」などと騒ぐほどにマイナスイメージが定着しました。自分の仕事が腐されているように感じるのが何とも寂しく、“そんなに悪い商売ではないな”と感じている実感を、一丁書いてやるか…そんな気持ちが湧きました。

これがきっかけで、私は著述を初めてわが仕事として引き受け、今に至っていると思います。看護師という仕事への愛着が、私に文章を書かせている。この熱い気持ちは、今も変わっていないような気がします。

稼ぐ力は侮(あなど)れない

私が著述を仕事にするうえで、看護職が稼げる仕事である事実は、大きな力になっています。それは、思想信条に照らして書きたくないことは書かない。その姿勢をしっかり貫けるからです。

私は政治的な立場を明確にすることを怖れません。私は日本国憲法の改正には慎重な立場であり、男女平等を進めるフェミニストの立場を生きています。対立する主張をもつ団体から仕事の依頼があれば、こうした立場でもよいかを確認し、ご縁がない場合もあります。収入度外視で志を貫けるのは、看護職として働き、それで生活が成り立つからでしょう。加えて、看護職は職場を移りやすく、組織の方針に納得いかなければ辞める自由がある。この点も、志を通す力になると思うのです。

しばしば対立させられがちなお金と自由。でも実際は、ある程度収入の見込みがなければ、自由な選択はできません。看護職という仕事は、職場を移りながらでも自立した生活を送るだけのお金を稼ぐことができる数少ない仕事。この点は、もっと魅力として強調したいところです。

もちろん、稼ぐ力の威力は女性に限った話ではありません。しかし、私たちが今生きているこの日本という国は、働く女性の年収が男性の半分で、男性が女性の1/4しか家事をせず、男女平等の国際的な総合評価が145カ国中101位の性差別大国。看護師の稼ぐ力が、どれだけ女性のなかで突出しているかがわかるでしょう。

このように稼ぐ力のある看護師は、男性を経済力で選ぶ必要がありません。私自身の男性観も全くもってその通り。経済的に自立していてくれれば、食べさせてくれなくても結構。この気持ちは今も昔も変わりません。

これが現実味を帯びたのは、電機メーカー勤務の夫の勤務先でリストラの嵐が吹き荒れたときです。私は、彼が無理に残ってひどい目に遭うなら、とっとと辞めてもらっていいと考え、そのようにいいました。

53歳の男性が再就職するのはとても難しいでしょう。けれども、求める収入が低いほど、可能性を増すのは確かです。「大事にしてもらえないなら、辞めてきてしまえ」といえるのは、私が守りたい良心であり、看護師として働いて良かったと感じた瞬間でもありました。幸か不幸か、彼は結局リストラ要員から外れ、今も同じ会社に勤めています。でも、一寸先は闇。次回があっても、私の姿勢は同じです。

看護師として働き、男性と対等に稼げることは、良心的に生きる力にもなっています。

学ぶ看護職たち

また、看護職は稼ぐことと同じくらい、学ぶことを大切にする職業集団でもあります。その大きな理由として、看護という仕事は、さまざまな理不尽を肌で感じる仕事でもある点をあげたいと思います。

例えば、私は3年間の看護学校生活を通して、“患者さんは弱い人なのだから、こちらが力を尽くして当然”という気持ちを高めて臨床に出ました。すると、患者さんから暴言を吐かれたり、セクハラを受けたりと、素直に「弱者」と思えない患者さんもたくさんいたのです。広い心で受け入れられる人もいるとは思いますが、私を含め、多くの人間は普通サイズの心しか持ち合わせていません。勢いや感情で受け止めているとつらすぎて、考えなければやっていけなくなるのです。

このとき、自分が考える材料はどれだけあってもありすぎることはありません。そして、直接看護と関係ないような知識や考え方が、わが身を助けてくれる場合もあります。デザインという看護と直接関係のないことを学んだのも良かったと思います。

今となっては、具体的に学んだ何が自分のどこに役立ったのかは、説明できません。ただ、いろいろ考えるなかで、弱者-強者という分け方そのものが単純すぎる、とわかりました。このように白黒つけない姿勢こそが、学んで身についた人間関係の所作だと思います。

私に限らず学ぶ看護職が多いのは、人間の善なる部分を見るだけで済まない看護の性質と関係があるのではないでしょうか。傷ついたり、嫌になったり、時に患者さんに対して強い否定的な感情が湧く場合もあるでしょう。こうした感情を暴走させないためにも、看護職をはじめとする全てのケアワーカーは、知の力を磨く必要があると考えます。

1999年(平成11年)4月からは看護専門学校卒業生の大学への編入が可能になり、大学通信教育や二部の大学、働きながら学べる大学が身近になりました。私を含め、看護系の大学院で学んだ看護職のなかには、他領域の大学通信教育の経験者がたくさんいます。私は元々越境志向が強かったので、看護系の大学には惹かれませんでした。とはいえ、現在に至るまで働きながら学びやすい看護系大学(の学士課程)がない現状はとても残念です。看護師がそれぞれに合った形で働き続けるために、もっと看護系の大学は、力を貸してほしいと思います。

ユニークな看護師たち

最後に、看護職としてかつて働いたことのあるアーティストの話をします。皆さんは、漫画家の高野文子さんをご存知ですか。『絶対安全剃刀』、『るきさん』など、純文学的なその作品は、まさにcool(知的でかっこいい!)。良質なファンの心をつかんでいます。実は高野さん、看護師の資格をもっていて勤務経験もおもちなんです。私の看護学校の先輩が親しかったご縁もあり、何度か本の挿絵や表紙の絵を描いていただいています。ご自身の描く絵にそっくりな、ふわっとした少女のような人です。

今の職場には本や音楽の話が合う同世代の同僚がいて、1960～70年代のロックや、読んで面白かった本の話などをよくしています。最近彼女から「高野文子さんの『ドミトリーともきんす』[1)]がよかったよ～」と勧められ、読んでみました。科学書の魅力を伝える読書案内にもなっているこの本は、看護という仕事を通して切実に知を求めるようになった今の自分の気持ちに、とてもフィットしました。看護師という仕事から離れても、高野さんの仕事には、看護師だった過去が、自然に生きている。そんな気がしました。

また、私が大好きなジャズシンガーに、アルバータ・ハンターという人がいます。彼女の人生は波瀾万丈。とても魅力的です[2)]。彼女は1895年、アメリカテネシー州メンフィス生まれ。12歳からクラブで歌い、人気歌手として活躍しました。しかし、黒人の生活が都市化していくにつれ、典型的なブルースが好まれなくなり、60歳頃歌手を引退。母親の死をきっかけに看護助手として働き始め、進学して准看護師になります。

その後、彼女は82歳で病院を退職。准看護師としての勤務は20年を超えていました。そして、何と病院を退職したのを機に、彼女は歌手としてカムバック! 1980年に発表した「アムトラック・ブルース」は名盤。そして1984年、87歳で亡くなりました。

以上の経過は、「人生を三度生きた女—“魂のブルース"アルバータ・ハンターの生涯(フランク・C・テイラー著、筑摩書房、1993年)という伝記に出ています。残念ながらすでに絶版ですが、歌声はYouTubeなどの動画サイトにも、多数アップされています。

私は看護師長時代、一緒に働いていた看護師が辞めるとき、『アムトラック・ブルース』のCDをプレゼントしていた時期があります。「人生は長い。看護師はずっと続けてね」という気持ちを込めて。

皆さんにも、是非聴いていただきたいと思います。彼女たちのように道を極める人はごくわずかですが、看護職をしているからこそ、採算度外視で好きなことができる。どこでも働ける看護職の仕事は、そんな自由も私たちに与えてくれます。

例えば、私の周囲にもユニークな一芸看護職が結構います。タロット占い、パッチワークキルト、漫画、演劇、歌、フラワーアレンジメント、ヒップホップダンス、小説……などなど。なかには、プロになっても不思議がないレベルの人もいます。ちょっとした幸運に恵まれれば、それで暮らしが成り立つかも知れない。けれども、安定志向に加え看護師という仕事そのものも捨てがたく、ダブルワークを続ける人が大半のようにみえます。働く場も働き方もある程度選べるからこそ、看護師はダブルワークが可能なのです。

考え、動き、学び、稼ぐ。看護師は、やはり良い仕事。この気持ちは二十代の頃から変わりません。私が他の仕事のウエイトが大きくなっても、やはり看護師をしていたいと思うのは、仕事そのものが捨てがたい魅力を備えているからです。

これからの自分の仕事として、多くの魅力的な看護師を世の中の人に知ってもらいたい。そんな計画も、密かに温めています。皆さんも無理せず、自分のユニークさを大切に。長くこの仕事を続けていきましょう。

引用文献

1. 高野文子：ドミトリーともきんす．中央公論新社，東京，2014
2. フランク・C・テイラー：人生を三度生きた女―“魂のブルース”アルバータ・ハンターの生涯．筑摩書房，東京，1993

おわりに

本書「迷ったら必見！ナースキャリアー事例でわかる看護職の働き方ガイドー」は、「きゃりかん」という看護職キャリアの研究会メンバーが中心となって執筆されています。看護職になりたい、なったけれどこれからどのように働いていこうかと迷っている人たちに向けて、多方面で活躍している実在の看護職の方に登場していただき、ロールモデルになっていただきました。改めて読み直してみますと、専門資格職である看護職ですが、典型的なキャリア・ルートを超えて、多様なキャリア選択をしていることに驚かされます。それだけ社会的に看護職の活躍の場が広がりをもっていることを示しています。

臨床経験のなかで、キャリア初期から中期の看護職にさしかかるキャリアの節目で、あるいは、その先のキャリア選択で、ジェネラリスト指向でいくのか、スペシャリスト指向でいくかで悩んでいる方に、キャリアの道しるべとして、本書を少しでも役立てていただければ執筆者一同、望外の喜びです。

本書の記載内容の大きな特徴点は、執筆者の実体験や同僚看護職たちの経験に基づいた人物像が描かれていて、架空の看護師像ではないことです。プライバシーの問題もあり、ある程度脚色されたモデルですが、そのベースは看護職として“やりがい”を感じながら働いているリアルな看護職です。多様な働き方をするリアルな看護職像を記載できたのは、多忙な中で快くインタビューに応じてキャリア体験を語ってくださった多くの方のお力添えがあったことを申し添えておきます。ご協力に心より感謝いたします。

また、本書の出版にあたっては、(株)東京医学社・社長：蒲原一夫氏、編集：西野知美女史には、出版企画の相談、編集、進捗管理まで親切に対応していただきました。ときには遅れがちな執筆陣に対しての叱咤激励もあって、何とか出版にこぎ着けることができました。紙面をお借りして執筆者一同お礼を申し上げます。

平成29年3月

編集担当一同

索引

迷(まよ)ったら必見(ひっけん)!
ナースキャリア 事例(じれい)でわかる看護職(かんごしょく)の働(はたら)き方(かた)ガイド

定価（本体 2,300円＋税）

2017年4月15日　第1版第1刷発行

編　著 —— 草柳かほる　原 美鈴　八幡成美

発行者 —— 蒲原一夫

発行所 —— 株式会社 東京医学社

〒113-0033　東京都文京区本郷3-35-4
編集部　TEL 03-3811-4119　FAX 03-3811-6135
販売部　TEL 03-3265-3551　FAX 03-3265-2750
URL : http://www.tokyo-igakusha.co.jp　E-mail : hanbai@tokyo-igakusha.co.jp
正誤表を作成した場合はホームページに掲載します。

ISBN978-4-88563-278-5　¥2300E